U. Rendenbach

Ärztlicher Notfalldienst

Springer-Verlag Berlin Heidelberg GmbH

U. Rendenbach

Ärztlicher Notfalldienst
Ein praktischer Leitfaden

3., überarbeitete und erweiterte Auflage

Mit 20 Abbildungen und 5 Tabellen

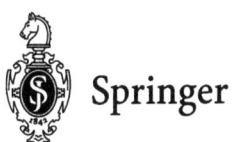 Springer

U. Rendenbach
Barckefeldtstraße 17
37115 Duderstadt

ISBN 978-3-540-62881-1

Die Deutsche Bibliothek - CIP-Einheitsaufnahme
Rendenbach, Ulrich: Ärztlicher Notfalldienst: ein praktischer Leitfaden / U. Rendenbach.
- 3. Aufl.

ISBN 978-3-540-62881-1   ISBN 978-3-662-05840-4 (eBook)
DOI 10.1007/978-3-662-05840-4

Dieses Werk ist urheberrechtlich geschützt. Die dadurch begründeten Rechte, insbesondere die der Übersetzung, des Nachdrucks, des Vortrags, der Entnahme von Abbildungen und Tabellen, der Funksendung, der Mikroverfilmung oder der Vervielfältigung auf anderen Wegen und der Speicherung in Datenverarbeitungsanlagen, bleiben, auch bei nur auszugsweiser Verwertung, vorbehalten. Eine Vervielfältigung dieses Werkes oder von Teilen dieses Werkes ist auch im Einzelfall nur in den Grenzen der gesetzlichen Bestimmungen des Urheberrechtsgesetzes der Bundesrepublik Deutschland vom 9. September 1965 in der jeweils geltenden Fassung zulässig. Sie ist grundsätzlich vergütungspflichtig. Zuwiderhandlungen unterliegen den Strafbestimmungen des Urheberrechtsgesetzes.

© Springer-Verlag Berlin Heidelberg 1998
Ursprünglich erschienen bei Springer-Verlag Berlin Heidelberg New York 1998

Die Wiedergabe von Gebrauchsnamen, Handelsnamen, Warenbezeichnungen usw. in diesem Werk berechtigt auch ohne besondere Kennzeichnung nicht zu der Annahme, daß solche Namen im Sinne der Warenzeichen- und Markenschutz-Gesetzgebung als frei zu betrachten wären und daher von jedermann benutzt werden dürften.

Produkthaftung: Für Angaben über Dosierungsanweisungen und Applikationsformen können Autoren, Herausgeber und Verlag keine Gewähr übernehmen. Derartige Angaben müssen vom jeweiligen Anwender im Einzelfall anhand anderer Literaturstellen und anhand der Beipackzettel der verwendeten Präparate in eigener Verantwortung auf ihre Richtigkeit überprüft werden.

Herstellung: PRO EDIT GmbH, Heidelberg
Einbandgestaltung: de'blik, Konzept & Gestaltung, Berlin
Satz: K+V Fotosatz GmbH, Beerfelden

SPIN 10559158   19/3133-5 4 3 2 1 0 - Gedruckt auf säurefreiem Papier

Viel bleibt immer noch am Werke zu tun und viel wird immer bleiben. Keinem sei die Gelegenheit verwehrt, etwas hinzuzufügen.
(Seneca)

Vorwort zur 3. Auflage

Gesetzliche Vorgaben [§ 75 (1) SGB V: „Die Sicherstellung umfaßt auch einen ausreichenden Notdienst"], Formuländerungen (Rezepte), Änderungen der Gebührenordnungen (Leistungen im Notfalldienst sind budgetiert oder nicht, dies erfordert rationales Handeln), der stetige Fluß des „medizinischen Standards" (Haftpflichtprozesse nehmen zu) und nicht zuletzt neue medizinische Erkenntnisse (beim Apoplex darf der Hochdruck nicht sofort gesenkt werden) machten eine völlige Überarbeitung der letzten Auflage notwendig.

Die positive Resonanz durch Kollegen im Notfalldienst bestärkte mich darin, die einfache Konzeption des Buches beizubehalten.

Duderstadt, im Januar 1998 U. Rendenbach

Vorwort zur 2. Auflage

Der Erfolg des „Ärztlichen Notfalldienstes" machte schon 2 Jahre nach seinem Erscheinen eine Neuauflage nötig. Änderungen im kassenärztlichen Formularwesen wurden dabei ebenso berücksichtigt wie zahlreiche Anregungen von Kollegen und die neueste Literatur.

Alle Kapitel wurden überarbeitet, manche erweitert, neue eingefügt („Der Drogenabhängige", „Kardiopulmonale Reanimation"). Den aktuellen medizinischen Wissensstand für alle Ärztegruppen, die am kassenärztlichen Notdienst teilnehmen müssen, bündig und verständlich darzustellen, bleibt die Maxime dieses Werkes.

Duderstadt, Februar 1993 U. Rendenbach

Vorwort zur 1. Auflage

Während die Notfallmedizin im Rettungsdienst in Lehre und Forschung einen breiten Raum einnimmt, sind die weniger spektakulären Erkrankungen ein Stiefkind der Medizin.
Diese Lücke zu schließen, ist Anliegen eines Seminars, das in regelmäßigen Abständen an der Abteilung für Allgemeinmedizin der Universität Göttingen abgehalten wird. Aus diesen Erfahrungen entstand das vorliegende Buch.
Volker Faust* *schreibt:* „Der niedergelassene Arzt - insbesondere der Hausarzt - ist zwar sein sogenannter eigener Herr, er ist aber als Diagnostiker und Therapeut an der täglichen Krankheitsfront allein und einsam. Vor allem kann er sich nicht wie der klinisch tätige Kollege rasch rückversichern oder durch gezielte Zusatzuntersuchungen Gewißheit verschaffen. Der niedergelassene Arzt muß selbst entscheiden, und zwar meistens sofort. Wer dieses Daran-Denken fordert, muß auch einige Zahlen berücksichtigen: Es gibt zwar rund 40000 Krankheitsbilder, doch wenn man sich auf die häufigsten Leiden beschränkt, muß der Facharzt im Grunde relativ wenige Diagnosemöglichkeiten verfügbar haben (z.B. der Augenarzt etwa 12, Psychiater sicher nicht mehr).
Der Internist dagegen hat schon rund 60 differentialdiagnostische Aspekte zu erwägen. Der Arzt für Allgemeinmedizin sieht sich mit etwa 120 Diagnosemöglichkeiten konfrontiert."

---

* Zitiert nach *Auxilium-Psychiatrikum, Psychiatrie für den Allgemeinarzt*, herausgegeben von Volker Faust, und *Diagnose der Depressionen*, Kurzfassung, S. 9. Stein-Verlag

Inhaltsverzeichnis

A. Allgemeiner Teil 1

1 Der Notfalldienst 3

1.1 Einführung 3
1.2 Notfalldienst und Vertragsarzt 3
1.2.1 Der Notfall aus der Sicht
 des niedergelassenen Arztes 3
1.2.2 Zuständigkeit für die Organisation 5
1.2.3 Teilnahmeverpflichtung 6
1.2.4 Geltungsbereich 6
1.3 Organisation 6
1.4 Der Rettungsdienst 8
1.5 Stationäre Einweisung 9
1.6 Der Notfalldienst unter juristischem Aspekt 10
1.6.1 Die Rechtslage (1997) und mögliche Änderungen .. 10
1.6.2 Ergebnisse der Rechtsprechung 12
1.6.3 Pflichten des Notfallarztes 13
1.7 Die Wortwahl des Hilferufes 15
1.8 Der Notfalldienst unter statistischem Aspekt 16
1.8.1 Gründe für eine Konsultation im Notfalldienst 16
1.8.2 Häufig verordnete Medikamente 18
1.9 Der Hausbesuch 18
1.10 Diagnosestellung 19
1.11 Art der ärztlichen Hilfe 20
1.12 Formularwesen 21
1.12.1 Kassenrezept 21
1.12.2 Privatrezept 22
1.12.3 BtM-Rezept 22

1.12.4	Krankenhauseinweisung	24
1.12.5	Transportschein	26
1.12.6	Abrechnungsschein für den ärztlichen Notfalldienst	26
1.12.7	Arbeitsunfähigkeitsbescheinigung	28
1.12.8	Rechtliche Vorgaben	28
1.13	Laboruntersuchungen am Wochenende	30
1.14	Applikationsformen der Pharmaka	31
1.15	Inhalt der Arzttasche im Notfalldienst	33
1.15.1	Standardausrüstung	34
1.15.1.1	Medikamente	34
1.15.1.2	Kurzer Kommentar zu einigen Medikamenten	35
1.15.1.3	Diagnostische Ausrüstung	37
1.15.1.4	Hilfsmittel	37
1.15.2	Über die Standardausrüstung hinaus	38

B. Klinischer Teil ... 41

2	**Einführung**	43
2.1	Kritische Vorbemerkungen	43
2.2	Der Umgang mit Patienten	43
2.3	Vorgehen allgemein	44
3	**Schmerzen**	45
3.1	Schmerzen allgemein	45
3.2	Chronische Schmerzen	46
3.3	Akute Schmerzen	47
3.4	Analgetikatherapie	49
3.4.1	Analgetikatherapie allgemein	49
3.4.2	Analgetikatherapie – Besonderheiten	50
3.4.2.1	Schwangere und Stillende	50
3.4.2.2	Analgetikatherapie in der Geriatrie	50
3.4.2.3	Analgetikatherapie bei Kindern	51
3.5	Richtlinien der Schmerztherapie	53
4	**Schmerzen – spezieller Teil**	55
4.1	Kopfschmerzen	55
4.1.1	Migräne	57

4.2	Schmerzen des Bewegungsapparates	59
4.2.1	Thoraxschmerzen	59
4.2.2	BWS-Syndrom	59
4.3	Rückenschmerzen	60
4.4	Weichteilrheuma	63
4.5	Gelenkschmerzen	64
4.5.1	Arthritis	64
4.5.2	Gichtanfall	65
4.6	Bauchschmerzen	66
4.6.1	Diarrhö	68
4.6.2	Gastroenteritis	68
4.6.2.1	Infektiöse Gastroenteritis	69
4.6.3	Intestinale Blutung	71
4.6.4	Meteorismus	72
4.6.5	Funktionelle Oberbauchbeschwerden	72
4.6.6	Akute Gastritis	72
4.6.7	Ulcus ventriculi, Ulcus duodeni	73
4.6.8	Stuhlverhaltung (Obstipation)	73
4.6.9	Akutes Abdomen	74
4.6.9.1	Akute Pankreatitis	75
4.6.9.2	Mesenterialvenenthrombose, Mesenterialarterieninfarkt	75
4.6.9.3	Ulkus, Perforation und gedeckte Perforation	75
4.6.9.4	Ileus	76
4.6.9.5	Appendizitis	77
4.7	Koliken	78
4.7.1	Therapie der Kolik	79
4.7.2	Kolik der ableitenden Harnwege	80
4.7.3	Gallenkolik	80
4.8	Leistenschmerzen	81
4.8.1	Hernie	81
4.8.2	Gelenkschmerzen	81
4.8.3	Akuter Hoden	82
4.9	Akute Harnverhaltung	82
4.10	Schmerzen im Analbereich	83
4.10.1	Analfissur	83
4.10.2	Abszeß	83
4.10.3	Hämorrhoiden	83
4.10.4	Analbluten	83

5	**Herzerkrankungen**	85
5.1	Notfälle durch Herzerkrankungen	85
5.1.1	Herzneurose	86
5.1.2	Koronare Herzkrankheit (KHK)	86
5.1.3	Herzinfarkt	88
5.1.3.1	Schmerzen aus kardiologischer Sicht	89
5.1.3.2	Herzinfarkt – Erstbehandlung außerhalb des Krankenhauses	90
5.1.4	Akuter Notfall mit Herz-Kreislauf-Versagen	94
5.1.4.1	Notfalldiagnostik (4 Punkte)	94
5.1.4.2	Sofortmaßnahmen	95
6	**Die ängstliche Mutter mit dem schreienden Säugling**	97
6.1	Anamnese	97
6.2	Untersuchung	99
6.3	Therapie	100
6.3.1	Spezielle Therapie	101
6.4	Dreimonatskoliken	102
6.5	Kinderkrankheiten	102
6.5.1	Masern	102
6.5.2	Windpocken	103
6.5.3	Mumps (Ziegenpeter, Parotitis)	104
6.6	Fieber	104
6.6.1	Antipyretika	105
6.6.2	Wadenwickel	106
6.7	Die bunte Haut	106
7	**Die Frau im Notfalldienst**	109
7.1	Unterleibschmerzen der Frau	109
7.1.1	Dysmenorrhö	109
7.1.2	Blutungen	109
7.1.3	Adnexitis	110
7.1.4	E.U. (Extrauteringravidität)	110
7.1.5	Akute Zystitis	110
7.2	Die Schwangere im Notfalldienst	111
7.2.1	Gestose	111

7.2.2	Eklamptischer Anfall	111
7.2.3	Blutungen aus der Scheide	111
7.2.4	Emesis gravidarum	111
7.3	Vergewaltigung – Schwangerschaftsabbruch	112
8	**Der Greis im Notfalldienst**	113
8.1	Arzneitherapie im hohen Alter	114
9	**Erkrankungen der Luftwege**	115
9.1	Grippe, grippaler Infekt, Influenza, Common Cold, Erkältung	115
9.1.1	Komplikationen beim grippalen Infekt	116
9.1.2	Therapie	116
9.1.3	Halsschmerzen	117
9.1.3.1	Akute Pharyngitis, Laryngitis	117
9.1.3.2	Tonsillitis	118
9.1.4	Rhinitis, Sinusitis	119
9.2	Husten als Krankheit	120
9.2.1	Differentialdiagnose des Hustens	120
9.2.2	Hustenkomplikationen	121
9.2.3	Therapie der Bronchitis	122
9.2.3.1	Allgemeine Maßnahmen	122
9.2.3.2	Hustendämpfende Mittel, Antitussiva	122
9.2.3.3	Sekretolytika	123
9.2.3.4	β_2-Sympathomimetika	123
9.2.3.5	Theophyllin	123
9.2.3.6	Antibiotika	123
9.2.3.7	Kortison	124
9.3	Luftnot (Dyspnoe)	124
9.3.1	Asthma	125
9.3.1.1	Die Trias des Asthmatikers I–IX	126
9.3.2	Akute Tracheobronchitis	129
9.3.3	Pneumonie	130
9.3.4	Respiratorische Insuffizienz – Dyspnoe	132
9.3.5	Luftnot durch Erkrankungen des Kehlkopfes	132
9.3.5.1	Stenosierende Laryngotracheitis – Epiglottitis	132

10	**Die kleine Chirurgie**	137
10.1	Der kleine Unfall – allgemein	137
10.2	Häufige Verletzungen	137
10.2.1	Fremdkörper	137
10.2.2	Schädelverletzungen	139
10.2.3	Rumpf- und Extremitätenverletzungen	140
10.3	Chirurgische Infektionen	141
10.3.1	Abszeß	141
10.3.2	Lymphangitis	142
11	**Neuropsychiatrische Notfälle**	143
11.1	Der psychisch Kranke	143
11.1.1	Untersuchung	143
11.1.2	Therapie	145
11.1.3	Suizidalität	146
11.1.4	Angst, Panik	146
11.1.5	Alkoholismus	147
11.1.5.1	Alkoholdelir	148
11.1.5.2	Der tobende Alkoholiker	148
11.1.5.3	Epileptischer Anfall	149
11.1.5.4	Verlagern der Verantwortung	149
11.1.6	Intoxikationen	149
11.1.7	Der Drogenabhängige	149
11.1.8	Drogennotfälle	151
11.1.8.1	Intoxikationen	151
11.1.8.2	Psychosen	151
11.1.8.3	Abstinenzsyndrome	152
11.1.9	Zwangseinweisung psychisch Kranker	152
11.2	Epileptischer Anfall	154
11.3	Der Bewußtlose	155
12	**Sterben und Tod**	157
12.1	Der Sterbende	157
12.2	Der Tote	157
13	**Spezielle Krankheitsbilder**	165
13.1	Abort (Fehlgeburt)	165
13.2	Abszeß	165

13.3	Allergien	165
13.4	Anaphylaktischer Schock	166
13.5	Angina (Halsschmerzen)	167
13.6	Apoplektischer Insult (Schlaganfall, Apoplex)	167
13.7	Augenerkrankungen	169
13.8	Bursitis	169
13.9	Cholezystitis	170
13.10	Morbus Crohn, Enterokolitis, Colitis ulcerosa	170
13.11	Dekubitus	170
13.12	Diabetes mellitus	170
13.13	Distorsionen	172
13.14	Durchblutungsstörungen	172
13.15	Epikondylitis	173
13.16	Erysipel (Wundrose)	173
13.17	Halswirbelsäulenschmerzen (HWS-Syndrom)	173
13.18	Harnwegsinfekt	174
13.19	Hauterkrankungen	174
13.20	Herpes	175
13.21	Herpes zoster (Zoster, Gürtelrose)	175
13.22	Herzrhythmusstörungen	175
13.23	Hörsturz	176
13.24	Hypertonie	176
13.25	Hypertensive Krise	176
13.26	Hyperventilationstetanie	177
13.27	Hypotonie, Orthostase, Kreislaufdysregulation	178
13.28	Insektenstiche	178
13.29	Keuchhusten (Pertussis)	180
13.30	Lungenödem	181
13.31	Meningitis	181
13.32	Mononucleosis infectiosa (Pfeiffer-Drüsenfieber)	181
13.33	Nasenbluten	182
13.34	Otitis media, Otitis externa, Ohrenschmerzen	183
13.35	Parasiten	183
13.36	Scharlach	183
13.37	Schwindel	184
13.37.1	Morbus Ménière	185
13.38	Sinusitis	185
13.39	Sonnenbrand	186
13.40	Stomatitis	186

13.41	Synkope	187
13.42	Urethritis	187
13.43	Tendovaginitis	187
13.44	Venenverschluß	188
13.44.1	Tiefe Phlebothrombose	188
13.44.2	Oberflächliche Thrombophlebitis	188
13.45	Vergiftungen	189
13.46	Windeldermatitis	190

14 Spezielle Pharmakologie ... 191

14.1	Acetylsalicylsäure (ASS)	191
14.2	Adrenalin (Epinephrin)	192
14.3	Antibiotika	193
14.3.1	Penicillin	194
14.3.2	Amoxizillin	195
14.3.3	Makrolide	195
14.3.4	Co-Trimoxazol	196
14.3.5	Doxycyclin	196
14.3.6	Cephalosporin	196
14.4	Atropin	197
14.5	Kodein	197
14.6	Diazepam	198
14.7	Dimeticon	199
14.8	Furosemid	199
14.9	Glukokortikoide	200
14.9.1	Prednisolon	201
14.10	Glyceroltrinitrat	202
14.11	Haloperidol	203
14.12	Lidocain	204
14.13	Metamizol	204
14.14	Metoclopramid	206
14.15	Morphin	207
14.16	Nichtsteroidale Antirheumatika (NSAR)	208
14.16.1	Diclofenac	209
14.16.2	Ibuprofen	209
14.17	Nifedipin	210
14.18	Paracetamol	211
14.19	Polyvidonjod	212

14.20	Propranolol	212
14.21	Salbutamol	213
14.22	Scopolaminbutylbromid	214
14.23	Theophyllin	214
14.24	Tilidin + Naloxon	215
14.25	Tramadol	216
14.26	Xylometazolin	217
15	**Falldarstellungen**	**219**
15.1	Fall 1	219
15.2	Fall 2	220
15.3	Fall 3	221
16	**Kardiopulmonale Reanimation**	**223**

Literaturverzeichnis 231

A. Lexika [1-6] 231
B. Schmerzen [10-14] 231
C. Pharmakologie [20-23] 232
D. Ärztlicher Notfalldienst [30-36] 232
E. Allgemeinmedizin [40-44] 232
F. Therapie [50-55] 232
G. Zeitschriften [60-62] 233
H. Weiterführende Literatur [70] 233

Sachverzeichnis 235

A. Allgemeiner Teil

1 Der Notfalldienst

1.1 Einführung

In kritischen Lebenssituationen rufen die Menschen immer häufiger einen Arzt zu einem von ihnen als Notfall empfundenen Ereignis. Das hat unterschiedliche Gründe.

1. Die in bedrohliche Notfälle mündende Dekompensationen chronischer Erkrankungen haben zugenommen, weil die Lebenserwartung gestiegen ist (hypertensive Krise bei Hypertonus, hypoglykämischer Schock bei Diabetes, Asthmaanfall, Herzinfarkt bei KHK, Schrittmacherausfall etc.).
2. Die Patienten erwarten innerhalb von Minuten nach einem für sie bedrohlichen Ereignis einen kompetenten Arzt, der noch am Notfallort adäquate Hilfsmaßnahmen einleitet.
3. Durch spektakuläre Berichte über die Mißachtung von Erstsymptomen (Schmerzen, hohes Fieber) in den Medien wird eine einfache Erkrankung als Notfall interpretiert.
4. Eine eigene Rettungsdienstgesetzgebung garantiert eine schnelle Versorgung vom Notfallort zur kompetenten Fachklinik (präklinische Versorgung).

1.2 Notfalldienst und Vertragsarzt

1.2.1 Der Notfall aus der Sicht des niedergelassenen Arztes

Wünscht oder benötigt ein Kranker *sofort* ärztliche Hilfe, so liegt – zumindest aus seiner Sicht – ein Notfall vor.

Der Notfalldienst

Definition Notfall

Lebensgefahr oder schwere Schäden der Gesundheit, die sofort medizinisches Handeln erfordern.

Notarzt

Der Notarzt leistet am Notfallort im Rahmen des Rettungsdienstes ärztliche Hilfe (lebensrettende Sofortmaßnahmen und Transportüberwachung). Er hat in der Regel eine besondere Qualifikation (Rettungsmedizin).

Er wird über die Rettungsleitstelle (Telefon 112 oder 110, in den neuen Bundesländern 110, 112 und 115) alarmiert.

Alle anderen Rufe nach ärztlicher Hilfe erledigt der niedergelassene Arzt (Vertragsarzt) oder an sprechstundenfreien Tagen der *Ärztliche Notfalldienst*. Überschneidungen sind möglich oder sogar nötig. So wird der Notarzt, der wegen einer akuten Querschnittslähmung gerufen wurde, dann den Hausarzt benachrichtigen, wenn der Patient nur eine Lumbago hat. Wesentlicher und häufiger aber ist der umgekehrte Weg. Wird der Hausarzt (oder der Notfalldienst) zu einem Patienten gerufen, der akut erkrankt ist und von ihm hausärztlich nicht (mehr) behandelt werden kann, so kann er seinerseits den Kollegen Notarzt rufen.

Der ärztliche Notfalldienst ist nicht die Fortsetzung der Vertragsarztpraxis am Wochenende. Er bietet die Möglichkeit ärztlicher Hilfe bei

- Unglücksfällen,
- akut auftretenden Krankheiten,
- bedrohlichen Schwächezuständen,
- sich verschlechternden Leiden.

Er leistet die dringliche Erstversorgung und die gebotenen Sofortmaßnahmen. Der Patient kann deshalb keine reguläre, umfassende ärztliche Versorgung erwarten. Der Notfalldienstarzt muß jedoch in der Lage sein, die typischen Notfallsituationen des medizinischen Alltags zu erkennen und mit den üblichen Mitteln einer hausärztlichen Praxis zu behandeln. Dazu ist keine spezielle Ausbildung erforderlich (im Gegensatz zum Notarzt im Rettungsdienst).

Zusammengefaßt kann der ärztliche Notfalldienst vom Kranken bei abwendbar gefährlichen Krankheitsverläufen konsultiert werden, wenn der sonst behandelnde Arzt (Hausarzt) nicht zu erreichen ist.

1.2.2 Zuständigkeit für die Organisation

Die Sorge für einen allgemeinen ärztlichen Notfalldienst ist öffentliche Aufgabe.

Danach müssen Ärztekammern und Kassenärztliche Vereinigungen als Körperschaften öffentlichen Rechts im Rahmen ihrer gesetzlichen Mitwirkungspflicht bei der öffentlichen Gesundheitspflege einen Notfalldienst einrichten. Zuständig für die Organisation ist die Kassenärztliche Vereinigung (KV).

Im Rahmen eines Dienstplanes steht ein Arzt allen Bürgern (auch Nichtversicherten, z. B. Touristen) für Notfälle zur Verfügung. Benötigt ein Kranker sofort ärztliche Hilfe, so ist der Weg dieser Hilfe (noch) nicht einheitlich geregelt.

1. An Werktagen versorgt jeder Vertragsarzt „seine" Patienten selbst („Präsenzpflicht"; § 20 und § 24 Zulassungsverordnung für Ärzte).
2. Es ist ein Notfalldienst eingerichtet (an Feiertagen und Wochenenden Pflicht, an Werktagen freiwillig!).

Der dazu eingeteilte Arzt kann selbst telefonisch erreicht werden, oder er wird über eine Zentrale benachrichtigt.

Ob der Arzt direkt vom Patienten angesprochen wird oder über eine Vermittlung, das Ziel bleibt die *diagnostische Zuordnung* einer *akuten* Erkrankung, einer *Dekompensation* bei chronischen Erkrankungen, eines abwendbar *gefährlichen* Krankheitsverlaufs und der *Angst* vor gefährlichen Krankheitsverläufen.

Daraus folgt die notwendige Therapie. Dabei darf sich der Arzt nicht auf die Angaben Dritter verlassen. Er muß wichtige Befunde selbst erheben.

1.2.3 Teilnahmeverpflichtung

Jeder approbierte Arzt ist Mitglied der Kammer und kann zum Notfalldienst verpflichtet werden.
Somit müssen alle approbierten Ärzte teilnehmen, sofern sie nicht andere Aufgaben zu erfüllen haben. Nach der speziell für den Notfalldienst im § 20 BOÄ (Berufsordnung für Ärzte) festgelegten Fortbildungspflicht müssen alle Ärzte über die notwendigen Kenntnisse verfügen (oder sie müssen sich diese in angemessener Zeit aneignen).

1.2.4 Geltungsbereich

Die Grenzen des Notfallbereichs sind geographisch und werden von der KV im Einvernehmen mit der Ärzteschaft festgelegt. Sie dürfen vom Notfallarzt nicht verlassen werden.

1.3 Organisation

Ruft ein Kranker den Notfalldienst, so ist der Weg der verlangten Hilfe unterschiedlich.

1. Der Arzt selbst, Familienangehörige oder Praxismitarbeiter nehmen Anrufe entgegen.
2. Über eine zentrale Rufnummer wird der Arzt benachrichtigt.
3. Zusätzlich Funk im eigenen Pkw („Handy").
4. Hausbesuchsfahrten im Funktaxi.

Primärer Einsatz des Notarztes

Notfälle, bei denen die Sachkunde und die Ausrüstung des Notarztes benötigt werden, zeigt die folgende Übersicht, wobei typische Laienformulierungen auf einen primär bedrohlichen Zustand schließen lassen:

- Störung der Atmung:
  „Kriegt keine Luft", „Ist am Ersticken", „Atmet nicht mehr", „Ist ganz blau im Gesicht".
- Störung des Kreislaufs, der Herzfunktion:
  „Herzanfall", „Herzschmerzen".
- Lebensgefahr wahrscheinlich:
  „Plötzlich umgefallen", „bewußtlos", „krampft", „Tabletten genommen, Gift geschluckt", „Will (wollte) sich umbringen", „Hat einen Zuckerschock".
- Geburtshilfe:
  „Geburt geht los", „Sturzgeburt", „Blutet wie verrückt".
- Unfälle:
  Straßenverkehr, Arbeitsunfälle, freizeit- und umweltbedingte Unfälle, (Beinahe-Ertrinken, Blitz-, Stromschlag) Massenunfall (Bus, Zug, Veranstaltungen).

Dazu meint Sefrin (vgl. [35], Einleitung), es wäre eine fatale Entwicklung, wenn wegen der Schnelligkeit und zuverlässigen Hilfe der Rettungsdienste der Hausarzt bei der Behandlung auch akuter Erkrankungen ausgeschaltet würde.

Bei Unfällen wird nahezu immer der Rettungsdienst (Telefon 112) direkt angerufen und der Notarzt von der Rettungswache angefordert, bei z. B. Katastrophen übernimmt der „Leitende Notarzt" die Organisation.

Ob der Notarzt des Rettungsdienstes oder der Notfalldienst – wenn der Hausarzt nicht erreichbar ist – ärztliche Hilfe leistet, hängt von sehr unterschiedlichen Faktoren ab:

- ob der Patient selbst entscheidet, wen er anruft;
- wer sonst anruft (Polizei bei Unfällen);
- warum angerufen wird (Bewußtlosigkeit);
- wer an der Zentrale den Anruf entgegennimmt und dessen Kenntnisstand.

Neben dem Sachverhalt ist jedoch auch das Verlangen des Anrufers wichtig. Er bestimmt im Vorfeld maßgeblich Art und Dringlichkeit ärztlicher Hilfe. Er bestimmt zunächst auch, ob ein Hausbesuch erforderlich ist, auch wenn der Arzt am Telefon anderer Meinung ist.

> Hält ein Anrufer einen Zustand für einen Notfall, so ist entsprechend zu handeln.

1.4 Der Rettungsdienst

Im Notfalldienst ist der Arzt häufiger auf die Hilfe des örtlichen Rettungsdienstes angewiesen. Er muß sich über die Besonderheiten informieren und wissen, in welchen Krankenhäusern sich welche Fachabteilungen befinden (HNO, Augen, Neurochirurgie, Gefäßchirurgie, Pädiatrie) und wohin er psychiatrische Notfälle einweisen kann. Meist wissen das die Rettungssanitäter auf der Wache. Zwar wird der Notfalldienst nur selten zu Verkehrsunfällen gerufen (Polizei oder Laien alarmieren den Notarzt), jedoch erfordern häusliche Unfälle, Stromverletzungen, interne Krankheiten etc. die Zusammenarbeit mit den Rettungsdiensten.

Vorgehen. Stellt der Arzt beim Kontakt mit dem Patienten fest, daß er die Behandlung nicht allein durchführen kann, wird nach folgendem **Meldeschema** der Rettungsdienst eingeschaltet:

- Wer ruft an (Name, Dienstart)?
- Was ist passiert?
- Wo ist es passiert?
- Wann ist es passiert?
- Wie viele sind verletzt, erkrankt?
- Alles verstanden?
- Ärztliche Dauerüberwachung und Transportbegleitung nötig?

Erhobene Befunde und durchgeführte Therapien sind dem weiterbehandelnden Kollegen (schriftlich) mitzuteilen.

Aufbau. Alle beweglichen Rettungsmittel (Krankentransport, Unfallrettung, Personal) sind in der Rettungswache stationiert. Die Rufnummer (erfragen!) wird bei Nichtnotfallpatienten benutzt. Unter der Telefonnummer 112 erreicht man die übergeordnete Rettungsleitstelle mit besonderen Koordinationsaufgaben (Leitender Notarzt).

Aufgabe des Rettungsdienstes ist es, nach Erstmaßnahmen am Ort den Transport in ein geeignetes Krankenhaus durchzuführen. Dabei kommt dem Arzt eine Schlüsselrolle zu, denn er muß entscheiden zwischen

- **Taxi** für einen einfachen Transport,
- **KTW** (Krankentransportwagen) für Liegendtransport, Sekundärtransport,
- **RTW** (Rettungstransportwagen) für ernsthaft Kranke; der Arzt kann den Transport überwachen,
- **NAW** (Notarztwagen), mit einer standardisierten Ausrüstung und einem speziell ausgebildeten Arzt,
- **RTH** (Rettungstransporthubschrauber) wie NAW bei großen Entfernungen.

Stellt der Arzt bei der Anamnese oder Untersuchung fest, daß wegen eines Notfalls weitere Maßnahmen nötig sind, die er allein nicht durchführen kann, oder daß der Patient in ein Krankenhaus eingeliefert werden muß, wird der Rettungsdienst alarmiert. Erhobene Befunde und durchgeführte Therapien werden dem weiterbehandelnden Kollegen (schriftlich) mitgeteilt.

1.5 Stationäre Einweisung

Überdurchschnittlich häufige teure Krankenhauseinweisungen im ärztlichen Notfalldienst werden in Zukunft einschneidende Veränderungen verursachen (bundeseinheitliches Notfalldienstgesetz? Zusätzliche Ausbildung? Regresse bei „unnötigen" Einweisungen? Aufnahmeverweigerung durch den Krankenhausarzt als Folge des Budgets?). Dennoch hat sich der Arzt zunächst an die Kriterien des BSG (Bundessozialgericht) für die Krankenhausversorgung zu richten:

> Krankenhausversorgung ist erforderlich, wenn nur mit den personellen und materiellen Mitteln der Klinik die Krankheit zu erkennen, zu lindern, die Verschlimmerung aufzuhalten und das Leben zu verlängern ist.

Weist ein Arzt im Notfalldienst einen Patienten in ein geeignetes Krankenhaus ein, so hat der diensthabende Assistenzarzt („Aufnahmearzt") diesen zu untersuchen und nach dem Ergebnis weitere Maßnahmen zu treffen, zu organisieren und zu verantworten. Dazu gehören notwendige technische Untersuchungen (z. B. Röntgen), stationäre Aufnahme, Notfalltherapie und – falls notwendig – die Verlegung in eine Fachklinik (z. B. Neurochirurgie) oder in ein anderes Krankenhaus aus welchen Gründen auch immer (z. B. wegen Überbelegung).

> Der Assistenzarzt im Krankenhaus darf einen Patienten ohne Untersuchung nicht abweisen!

1.6 Der Notfalldienst unter juristischem Aspekt

1.6.1 Die Rechtslage (1997) und mögliche Änderungen

Bisher gilt der Grundsatz: Für die Versorgung aller Patienten sind die niedergelassenen Ärzte zuständig (SGB V). Erst nach einer stationären Einweisung behandeln die Ärzte eines Krankenhauses die Patienten (weiter).

Dies ist aus 2 Gründen strittig:

1. Die notwendige Infrastruktur für den Rettungsdienst müssen (derzeit) die Kommunen (Länder) personell und finanziell schaffen. Die Notfallrettung wird als staatliche Aufgabe definiert.
Die Kommunen möchten die finanzielle Last an die KV abgeben.
2. Wegen der erheblichen medizinischen und organisatorischen Unterschiede kann der Notarztdienst nicht mit der üblichen Vertragsarzttätigkeit gleichgesetzt werden. Die Notärzte möchten nicht im Budget der KV arbeiten. Sie betrachten den Notarztdienst als den „verlängerten Arm der stationären Intensiveinheit".

Im 2. GKV-NOG wird festgestellt, daß die notärztliche Versorgung im Rahmen des Rettungsdienstes *keine typische vertrags-*

Der Notfalldienst unter juristischem Aspekt

Tabelle 1. Medizinischer Notfall – „integrierte Leitstelle"

Anruf	Notfall ohne Lebensgefahr	Notfall mit Lebensgefahr
Zuständig	Notfalldienst	Notarzt
Juristisch	§ 75, 1 SGB V	Rettungsdienstgesetz der Länder
Ausbildung	Alle Fachärzte	Fachkundenachweis Rettungsdienst
Versorgung	Mit typischen Mitteln niedergelassener Ärzte	Präklinische Intensivmedizin
Aufgabe	Versorgung aller Patienten über 24 h ohne Lebensgefahr	Versorgung aller Patienten mit akuter Lebensgefahr

Literatur: BGH-Urteil vom 22. 11. 1992 (AZ III ZR 178/91, s. auch Ahnefeld et al. (1995) Rettungsdienst im Spannungsfeld zwischen Politik, Recht und Medizin. Dt Ärztebl 92: A 674–678).

ärztliche Versorgung ist. Der Sicherstellungsauftrag geht deshalb in diesem Punkt an die Krankenkassen, die künftig die Versorgung hierfür zu gewährleisten haben. Allerdings haben die Bundesländer im Rahmen ihrer Gesetzgebungskompetenz die Möglichkeit, den KVen die Sicherstellung der notärztlichen Versorgung im Rahmen des Rettungsdienstes zuzuordnen (Quelle: KBV Nachrichten vom 23.7.97).*

Als (kostensparende) Möglichkeit wird eine „integrierte Leitstelle" gefordert, die entscheiden kann, ob der Notarzt (Rettungssystem) oder der Notfalldienst (vertragsärztlich) eingesetzt wird (s. Tabelle 1). Am Telefon der integrierten Leitstelle erfolgt so die „klare Zuordnung zur Versorgungsebene".

Das bundeseinheitliche Leitstellenkonzept muß dann verfügen (den Einsatzbefehl geben) können über

- den Notarzt (Rettungsdienst mit RTW, Hubschrauber, Rettungssanitäter etc.),
- den Notfalldienst (Privat-Pkw oder Taxi, Praxis),
- Krankentransport (KTW, Sekundärtransport etc.),
- weitere Hilfen (Feuerwehr, Geräte die zur Rettung notwendig sind, etc.).

* Kommentar des Autors: Streitigkeiten in Kompetenz, Finanzierung, Ausbildung, Rechten und Pflichten werden die Qualität des Rettungsdienstes erheblich mindern.

1.6.2 Ergebnisse der Rechtsprechung

> **Definition**
>
> Der ärztliche Notfalldienst ist organisierte Hilfe zur Sicherstellung der ambulanten ärztlichen Versorgung in dringenden Fällen außerhalb der üblichen Sprechstunden.

Vom Notfalldienst wird keine umfassende Versorgung erwartet, sondern überbrückende ärztliche Hilfe bis zur nächsten Sprechstunde mit den typischen Mitteln des niedergelassenen Arztes.

Die Terminologie ist nicht einheitlich. Es werden die Begriffe Notdienst, Notfalldienst und Bereitschaftsdienst nebeneinander gebraucht.

Um Mißverständnisse zu vermeiden, sollte nur noch der Begriff „ärztlicher Notfalldienst" verwendet werden.

Rechtsgrundlagen (aus Urteilen der letzten Jahre)

Die Frage, wer am Dienst teilnehmen muß, ist geregelt:

> „Der ärztliche Notfalldienst ist eine von der gesamten Ärzteschaft zu erfüllende Gemeinschaftsaufgabe, die mit ihm verbundene Last ist daher möglichst gerecht und gleichmäßig auf die dafür in Betracht kommenden Ärzte zu verteilen." (BVerwG, NJW 1973, 576, 579 und [3], S. 585 ff.)

Der Arzt, der die Approbationsvoraussetzungen erfüllt, muß, solange er im Besitz dieser Approbation ist, auch in der Lage sein, der Mannigfaltigkeit und Unberechenbarkeit der ärztlichen Notdiensttätigkeit in dem begrenzten Umfange, wie es der Notdienst erfordert, gerecht zu werden. Das allgemeinmedizinische Grundwissen, ohne das kein Gebietsarzt auskommt, wird es ihm in aller Regel ermöglichen, auch in solchen Ausnahmefällen die ersten sachgerechten Maßnahmen zu treffen. (OVerwG Düsseldorf 1970 – XI A 76/70)

Befreit werden kranke und/oder ältere Ärzte, die nur noch eine kleine (!) Praxis betreiben und Belegärzte mit vergleichbarer (!) Belastung am Wochenende.
Die Fortbildungspflicht regelt § 81 Abs. 4 und 5 SGB V.
Der einzelne Arzt hat einen Anspruch darauf, nicht in stärkerem Maße als andere Ärzte in gleicher Lage zum Notdienst herangezogen zu werden. Dieser Anspruch kann dadurch verletzt sein, daß ihm die Freistellung vom allgemeinen Notfalldienst verweigert wird, obwohl er an einem regionalen gebietsärztlichen Notfalldienst teilnimmt. Der zum Notfalldienst eingeteilte Arzt kann einen Vertreter benennen. Zur Teilnahme am Notfalldienst sind also alle Ärzte verpflichtet. In der Regel werden aber nur niedergelassene Vertragsärzte durch die KV herangezogen. Diese haben durch den „Sicherstellungsauftrag" (§§ 72-75 SGB V) einen Notfalldienstplan zu erstellen, jene haben durch den Kassenarztvertrag die Pflicht zur Teilnahme. Befreiungsgründe sind selten! Jeder Arzt kann aufgrund seiner Ausbildung am Notfalldienst teilnehmen. Die Fähigkeit ist von der KV vor einer Niederlassung zu prüfen. Da Fortbildungspflicht besteht, kann die Eignung zum Notfalldienst nicht verloren gehen, z. B. bei Naturheilkundlern, Homöopathen, Labormedizinern und Augenärzten (!). Es wird vom Arzt verlangt, sich in angemessener Zeit die entsprechenden Kenntnisse zu verschaffen.

1.6.3. Pflichten des Notfallarztes

Der zum Notfalldienst eingeteilte Arzt muß ständig erreichbar sein, wobei er die „Last der Erreichbarkeit" selbst zu tragen hat. Er hat sich am Praxisort aufzuhalten. Wird er von einem Kranken zum Hausbesuch gerufen, hat er diesen in angemessener Zeit durchzuführen. Nach der Notfallbehandlung darf der Notfallarzt den Kranken nicht weiter behandeln, sondern hat dies dem Hausarzt zu überlassen.
Schon durch einen Anruf (!) ist ein Dienstvertrag nach § 611 BGB geschlossen, und es kann bei einer telefonischen Beratung bereits die Sorgfaltspflicht verletzt sein. Außerdem gilt schon hier das umfangreiche Arztrecht; aus diesem ist besonders zu beachten:

Der Arzt muß

1. gewissenhaft untersuchen,
2. die Einwilligung haben,
3. aufklären,
4. sorgfältig behandeln,
5. aufzeichnen,
6. attestieren (oft nur auf Verlangen),
7. Kranke zu Hause besuchen.

Sonderfall. Ohne Auftrag darf der Arzt nur tätig werden, wenn die Behandlung nicht ohne Schaden verschoben werden kann (Kinder, psychisch Kranke) oder es dem wahrscheinlichen Willen entspricht (Bewußtloser, Suizid ohne rechtsverbindliche Erklärung).
Unterlassene Hilfeleistung regelt § 323 c des StGB.

Haftfähigkeitsbescheinigung. Rauschgiftabhängige oder Betrunkene gelten als intoxikiert und sind somit häufig nicht haftfähig. Auch hier gilt: Atteste und Bescheinigungen sind nur nach sorgfältiger Untersuchung auszustellen!
Straßenverkehr. Zu Unklarheiten haben Veröffentlichungen über das erlaubte Verhalten des Arztes im Straßenverkehr geführt.
Grundsätzlich hat der Notfallarzt die Straßenverkehrsordnung einzuhalten. Nur wenn er eilig zu einem Notfall gerufen wird, kann er sich über einzelne Vorschriften der StVO hinwegsetzen, z. B. das Halteverbot.
Bei Überschreitungen der zulässigen Höchstgeschwindigkeit kann er insbesondere in Ortschaften andere gefährden bei nur geringem Zeitgewinn für seinen Patienten. Bei der Abwägung des Rechtsgutes „rechtfertigender Notstand" gegen die Gefährdung anderer wird oft gegen den Arzt entschieden. Von hohen Geschwindigkeiten, Überfahren roter Ampeln, gefährlichem Überholen etc. muß daher auch bei Notfällen abgeraten werden, weil die derzeitige Rechtsprechung den Nachweis verlangt, daß ein (meist geringer) Zeitgewinn dem Notfallpatienten auch genützt hätte und daß kein mit Sonderrechten ausgestattetes Fahrzeug (Blaulicht) zur Verfügung stand.

Da der Arzt im Notfalldienst unter Zeitdruck entscheiden muß und viele Hausbesuche absolviert, ist eine ausreichende Versicherung zu empfehlen:

- Haftpflichtversicherungen für ärztliche Fehler,
- Unfallversicherung.

Der Notfallarzt hat Pflichten
- gegenüber der Gesellschaft:
  - eine Garantenstellung gegenüber der Bevölkerung,
  - die Pflicht zur Übernahme einer notwendigen Behandlung,
  - ständig erreichbar zu sein,
  - die „Last der Erreichbarkeit" selbst zu tragen,
  - auf Verlangen Hausbesuche durchzuführen,
  - auf Verlangen die Leichenschau vorzunehmen;
- gegenüber dem Patienten:
  - dessen Einwilligung einzuholen,
  - ihn gewissenhaft zu untersuchen,
  - ihn aufzuklären,
  - ihn sorgfältig zu behandeln,
  - Befund und Therapie zu dokumentieren,
  - auf Verlangen ein Attest auszustellen,
  - den Patienten zu Hause zu besuchen.

Schon durch einen Anruf wird ein Dienstvertrag nach § 611 BGB geschlossen. Eine telefonische Beratung allein („Distanzbehandlung") ist nur dann keine Verletzung der Sorgfaltspflicht, wenn der Anrufer ausdrücklich keine weiteren Maßnahmen wünscht.

1.7 Die Wortwahl des Hilferufes

Die Übersetzung der Patientensprache (Symptome, Ängste, soziale Probleme) am Telefon in die medizinische Fachsprache ist eine wichtige Ursache für Fehlurteile.

Bei Notfällen und im Wochenenddienst ist eine Sprache von Bedeutung, die in anderen Bereichen der Medizin vernachlässigt wird.

Ein Hilferuf soll

- ein Problem lösen,
- möglichst schnell zu weiteren Maßnahmen führen,
- vom Arzt richtig verstanden werden,
- die Verantwortung auf den Arzt verlagern.

Daher wird der Hilferuf vom Laien speziell formuliert:

- Allgemeine Hilflosigkeit: alles tut weh, gestürzt, fühlt sich so schlecht.
- Bekannte Symptome: Herzschmerzen, Fieber, Luftnot.
- Bekannte Diagnosen: Infarkt, Migräne, Asthma, Kolik, Bandscheibenvorfall.
- Verschlimmernde Eigenschaftswörter: hoch (Fieber), schwer, unerträglich, stundenlang (Schmerzen), zunehmend (Beschwerden).
- Fordernd: Krankenhauseinweisung, Wunschverordnung, Medikamente, Drogen.

Diese Mischung aus klinischem und psychosozialem Vokabular ist besonders schwer in das analytisch-diagnostische Denken eines Arztes einzuordnen.

Angstbesetzte Laiendiagnosen sind (nach Häufigkeit):

- Lungenentzündung,
- Mittelohrentzündung,
- Blinddarmentzündung,
- Hirnhautentzündung,
- Herzinfarkt,
- Ansteckungsgefahr,
- Keuchhusten.

1.8 Der Notfalldienst unter statistischem Aspekt

1.8.1 Gründe für eine Konsultation im Notfalldienst

Häufigkeit [30, 42]

- Erkrankungen der Luftwege (20% aller Rufe): grippale Infekte, Bronchitis, Angina, Pneumonie, Asthma.

- Schmerzen: Bewegungsapparat (Rückenschmerzen, Lumbago, Ischialgie, Schulter-Arm-Syndrom, Tendinosen), Bauchschmerzen (Enteritis mit Durchfall, Gastritis mit Erbrechen, Koliken, Zystitis), Kopfschmerzen (Migräne).
- Kranke Kinder: Fieber, Infekte, Durchfall.
- Herz-Kreislauf-Erkrankungen: Stenokardien, Infarkt, Hypertonus.
- Kleine Unfälle: Schnittverletzungen, Verstauchungen, Prellungen.
- Neuropsychiatrische Erkrankungen: Depressionen, Hirnischämien, Neurosen, Alkoholismus, Psychosen, Suizide.
- HNO-Krankheiten: Angina, Otitis media, Nasenbluten.
- Allergien und Hauterkrankungen.

Andere Gründe für Konsultationen sind
- Angst
  - vor einer gefährlichen Erkrankung,
  - vor einem Rückfall,
  - vor der Nacht, dem Wochenende;
- Verschiebung der Verantwortung;
- Bequemlichkeit;
- das Urteil eines anderen Arztes wird gewünscht;
- Schlafprobleme;
- Medikamenten- oder Drogenabhängigkeit;
- Wunsch nach Attestierung von Arbeitsunfähigkeit, Reiseunfähigkeit, Verletzungsfolgen (meist Schlägerei);
- Pflegeprobleme, der Wunsch nach einer Krankenhauseinweisung.

Die Zahl der Krankenhauseinweisungen ist in der Statistik stark von der Ausbildung und Erfahrung des einweisenden Arztes abhängig; im Wochenenddienst im Mittel 10–15 %.

Verteilung der Notfälle ([30, 42], eigene Schätzung)

a) Art: 70 % aller Notrufe sind typisch hausärztlich;
b) Zeit: nach 22.00 Uhr wird selten gerufen;
c) Schweregrad: 60 % leicht, 25 % mittel, 13 % schwere Fälle (davon 50 % kardiologisch).

Unter den verbleibenden 2% sind bereits Verstorbene und solche Fälle subsummiert, die nicht in den ärztlichen Versorgungsauftrag fallen (z. B. rein soziale Probleme).

1.8.2 Häufig verordnete Medikamente
(Angaben in %; eigene Erhebung und mod. nach [30])

- Analgetika, Antirheumatika, Antipyretika 38
- Antibiotika 14
- Antitussiva 8
- Spasmolytika 5
- Antiemetika 5
- Dermatologika 5
- Tranquillanzien 4
- Herz-Kreislauf-Mittel 3
- Asthmamittel 2
- Kohle 2
- Antiallergika 3
- Mittel gegen Diarrhö 1
- Sonstige 10

1.9 Der Hausbesuch

Oft konsultiert der Kranke den Arzt nicht in dessen Praxis, sondern ruft ihn zum Hausbesuch. Hier trifft der Arzt im Notfalldienst auf einen ihm unbekannten, akut erkrankten Menschen, der sich in Schmerz und Angst ungewöhnlich verhält, in dessen psychosozialem Umfeld. Den Arzt an das eigene Krankenbett rufen zu müssen, feiertags oder nachts, verursacht Schuldgefühle, so daß Symptome rechtfertigend geschildert werden. Die klassische Symptomatik eines Krankheitsbildes kann durch das persönliche Erleben des Kranken und seiner Angehörigen so erheblich modifiziert werden. Die Nennung einer bekannten Diagnose („angstbesetzte Laiendiagnose") oder das Nachschlagen der Krankheitszeichen im Gesundheitsbuch kann die zunächst als harmlos erlebten Symptome in ihrer Wertigkeit verstärken (z. B. Lymphknotenschwellung, Hautausschlag). In wechselnder Intensität ist der Kranke ängstlich, bis hin zu einer starken vegetativen Reaktion als Folge der (irrationalen) Angst. Dann werden diese Folgen (Herzrasen, Schweißausbruch) als Symptome eines somatischen Prozesses mißdeutet.

1.10 Diagnosestellung

Der aus der klinischen Ausbildung bekannte und aus dem Vertragsarztrecht resultierende Zwang (ICD 10) zur Stellung einer (exakten) Diagnose schafft mehr Verwirrung als Nutzen.

Die *scheinbare Sicherheit*, die das zu frühe Festlegen auf eine *scheinbar* exakte Diagnose vermittelt, kann sogar eine notwendige weiterführende Diagnostik verzögern oder gar verhindern. Zum Beispiel übernimmt der Arzt die Diagnose „Hämorrhoidenblutung" vom Patienten ohne weitere Diagnostik als sicher, anstatt mit dem Symptom „Blut im Stuhl" überbrückendes ärztliches Handeln zu begründen.

Die Trennung in echte und vermeintliche Notfälle, das Erkennen von abwendbar gefährlichen Krankheitsverläufen einerseits und das „abwartende Offenlassen" ([40], S. 112) andererseits bestimmen zunächst das ärztliche Handeln. Anamnese, Untersuchung und soziales Umfeld ergeben Symptome, die zu einem *wahrscheinlichen Krankheitsbild* verdichtet werden können.

So ergibt sich eine

- Symptomdiagnose (Rückenschmerzen) nach den Beschwerden,
- Situationsdiagnose (Rückenprellung) nach der Anamnese,
- wahrscheinliche Diagnose (Verdacht auf Wirbelfraktur) nach der klinischen Untersuchung,
- exakte Diagnose (Kompressionsfraktur LWK 1) nach der Röntgenuntersuchung.

Zunächst darf mit einer Symptomdiagnose therapeutisches Handeln begründet werden, denn nur selten ist es möglich, eine wissenschaftlich exakte Diagnose bei der ersten Konsultation zu stellen. Sie ist entbehrlich, wenn der Notfallarzt einen vermeidbar gefährlichen Krankheitsverlauf ausschließen kann. Kann er das nicht, sind so lange weitere (diagnostische) Maßnahmen indiziert, bis die Fortsetzung der Diagnostik und Therapie ohne

Schaden für den Patienten auf die nächste Sprechstunde verschoben werden kann.

Das Ziel ist die diagnostische Zuordnung:

1. akute Erkrankung,
2. Dekompensation einer chronischen Erkrankung,
3. Angst vor einem gefährlichen Krankheitsverlauf.

Hieraus folgt die notwendige Therapie. Dabei darf sich der Arzt nicht auf die Angaben Dritter verlassen. Er muß wichtige Befunde selbst erheben.

1.11 Art der ärztlichen Hilfe

Die ärztliche Hilfe umfaßt (Notfalltherapie):

1. Beratung (Verhaltensregeln wie Bettruhe, Diät, Hausmittel);
2. Therapie:
   a) Medikamente (Rezept), Soforthilfe (Injektion),
   b) psychotherapeutisches Gespräch,
   c) Pflegemaßnahmen (Katheterwechsel, Dekubitusbehandlung),
   d) kleine Chirurgie;
3. stationäre Einweisung;
4. Erhalten der Vitalfunktionen;
5. Reanimationen.

Bei hausärztlichen Notfällen ist eine bedrohliche Krankheitsentwicklung, die eine Reanimation erfordert, eher selten (im Wochenenddienst nur 1 von 2 000 Notrufen). (Weiterführende Literatur: [31–35]).

Wird der Arzt zu einem Notfall gerufen, weiß er meist nur ungefähr, was ihn erwartet. Der Patient klagt in den meisten Fällen über Schmerzen und hat Angst. Diese als quälend empfundenen Symptome müssen auch dann in ihrer Ursache abgeklärt und behandelt werden, wenn sie vom Arzt als eher harmlos erkannt werden. Dies kann durch eine beruhigende Erklärung geschehen („Fieber allein ist nicht schlimm und noch keine Krankheit") oder durch eine gezielte medikamentöse Therapie.

> Wird die Angst nicht ausreichend gemildert, tritt auch keine empfundene Besserung der Beschwerden ein.

Im Gegensatz zum klinischen stationären Arbeiten, wo die Therapie fast ein automatisches Anhängsel der Diagnose ist, muß im Wochenenddienst zunächst mit einer Symptomdiagnose therapeutisches Handeln begründet werden. Eine exakte Diagnose ist häufig auch entbehrlich, denn der Notfallarzt soll dem Kranken keine umfassende Behandlung zukommen lassen, sondern mit eigenen Maßnahmen zur Besserung und Linderung beitragen, bis normale hausärztliche Betreuung im Praxisalltag möglich ist.

1.12 Formularwesen

Der Vertragsarzt (auch der Notfallarzt ist ein Vertragsarzt!) muß mit zahlreichen Formularen umgehen. Für den Notfalldienst sind nur folgende notwendig:

1. Kassenrezept,
2. Privatrezept,
3. BtM-Rezept,
4. Krankenhauseinweisung,
5. Transportschein,
6. Abrechnungsschein für den ärztlichen Notfalldienst,
7. Arbeitsunfähigkeitsbescheinigung,
8. Todesbescheinigung (s. 12.2).

1.12.1 Kassenrezept

Die handschriftlich eingetragenen Daten in Abb. 1 sind das Minimum, damit das Rezept einer Kasse und einem Patienten zugeordnet werden kann. Nur auszustellen nach Vorlage des Versicherungsnachweises (bei Fehlern haftet der Arzt für die verursachten Kosten mit seinem Privatvermögen!).

Die verordneten Medikamente werden vom Apotheker PC-lesbar verschlüsselt und von Kontrollorganen der KV mit den abge-

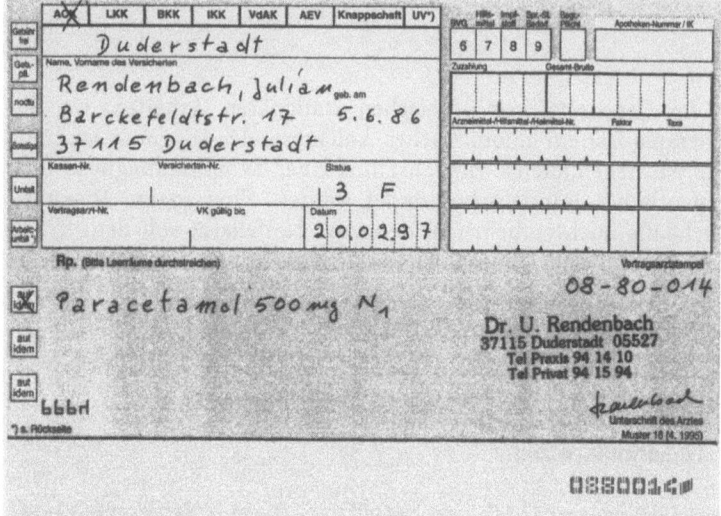

Abb. 1. Kassenrezept

rechneten EBM-Ziffern (und – falls eingeführt – mit dem Diagnoseschlüssel ICD 10) auf Plausibilität geprüft.

1.12.2 Privatrezept

Das Privatrezept (Abb. 2) wird benutzt bei privat Versicherten und Patienten, die ihre gesetzliche Versicherung nicht durch ihre Versichertenkarte nachweisen können (!). Der Arzt haftet für die Richtigkeit, nicht für die Kosten.

1.12.3 BtM-Rezept

BtM-Rezepte (Abb. 3) werden angefordert bei:
BGA, Bundesopiumstelle, Genthiner Str. 38, 10785 Berlin.

Vorgehen. Die notwendige Menge richtet sich nach den Bedürfnissen des Kranken und nach der Dienstzeit des Notfallarztes, d. h. nur die benötigte Menge wird verordnet.

Formularwesen

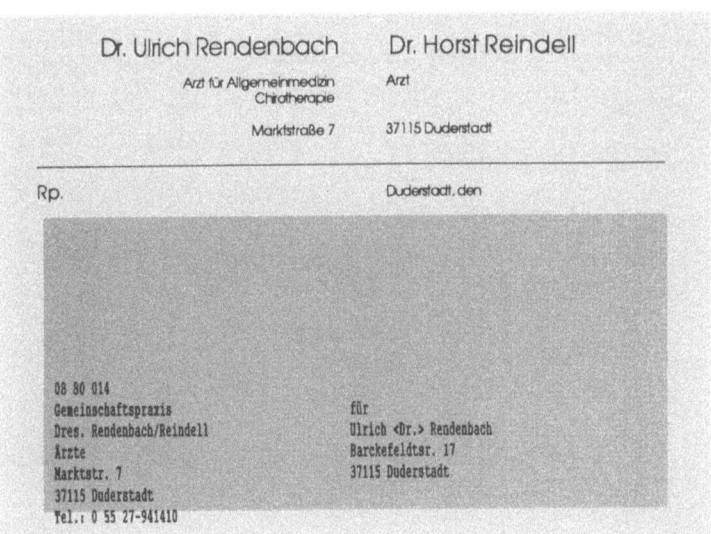

Abb. 2. Privatrezept

Keine (zweifelhafte) Substitution („Methadonprogramm") im Notfalldienst.

Das BtM-Rezept wird wie ein Kassenrezept ausgestellt. Zusätzlich wird die Menge des Betäubungsmittels in Milligramm angegeben und die Menge der Tabletten in Buchstaben wiederholt. Eine Anweisung zur Einnahme („6stdl. 1 Tbl.") und die Telefonnummer des Arztes sind notwendig.

Eine notwendige Schmerztherapie mit Opiaten darf aus Sorge vor Abhängigkeit, Nebenwirkungen, Mißbrauch und Formalismus nicht unterlassen werden!

Methadon. Starkes Analgetikum, wie Morphin; z. T. auch in Deutschland zur Substitutionstherapie der Heroinabhängigkeit eingesetzt.

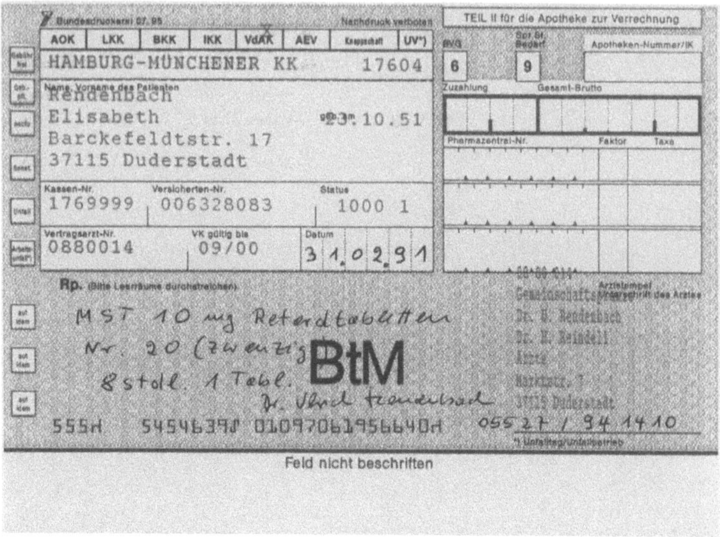
AOK | LKK | BKK | IKK | VdAK | AEV | UV*)

HAMBURG-MÜNCHENER KK 17604

Name, Vorname des Patienten

Rendenbach

Elisabeth 23.10.51

Barckefeldtstr. 17

37115 Duderstadt

Kassen-Nr. 1769999 Versicherten-Nr. 006328083 Status 1000 1

Vertragsarzt-Nr. 0880014 VK gültig bis 09/00 Datum 31.02.91

TEIL II für die Apotheke zur Verrechnung

BVG 6 9 Apotheken-Nummer/IK

Zuzahlung Gesamt-Brutto

Pharmazentral-Nr. Faktor Taxe

Rp. (Bitte Leerräume durchstreichen)

MST 10 mg Retardtabletten

Nr. 20 (zwanzig)

8stdl. 1 Tabl.

BtM

Feld nicht beschriften

Abb. 3. BtM-Rezept. Das abgebildete Originalrezept weist ein falsches Datum aus, und daher wird das MST vom Apotheker nicht abgegeben

1.12.4 Krankenhauseinweisung

Eine Krankenhauseinweisung (Abb. 4) ist nur auszustellen, wenn eine ambulante Untersuchung und/oder Behandlung nicht möglich ist. Auch erhebliche pflegerische Probleme und mangelhafte Versorgung zu Hause rechtfertigen keine Krankenhausbehandlung. Wird dies doch notwendig – im Notfalldienst nicht selten – werden zunächst

- alle ambulanten Möglichkeiten ausgeschöpft (Sozialstation),
- versucht, (sofort) einen Pflegeplatz im Altenheim zu finden.
- Falls doch eine stationäre Einweisung erfolgt, soll dies dem Krankenhausarzt begründet werden.

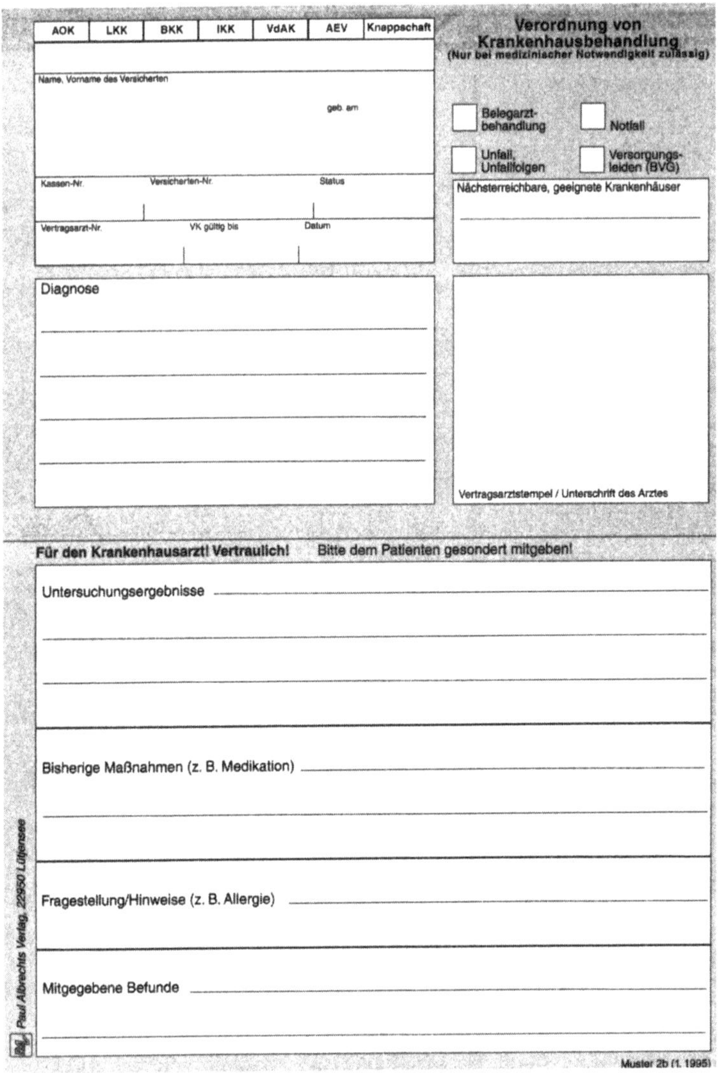

AOK	LKK	BKK	IKK	VdAK	AEV	Knappschaft

Verordnung von Krankenhausbehandlung
(Nur bei medizinischer Notwendigkeit zulässig)

Name, Vorname des Versicherten

geb. am

Kassen-Nr. | Versicherten-Nr. | Status

Vertragsarzt-Nr. | VK gültig bis | Datum

☐ Belegarzt-behandlung ☐ Notfall

☐ Unfall, Unfallfolgen ☐ Versorgungs-leiden (BVG)

Nächsterreichbare, geeignete Krankenhäuser

Diagnose

Vertragsarztstempel / Unterschrift des Arztes

Für den Krankenhausarzt! Vertraulich! Bitte dem Patienten gesondert mitgeben!

Untersuchungsergebnisse

Bisherige Maßnahmen (z. B. Medikation)

Fragestellung/Hinweise (z. B. Allergie)

Mitgegebene Befunde

Paul Albrechts Verlag, 22950 Lütjensee

Muster 2b (1. 1995)

Abb. 4. Krankenhauseinweisung

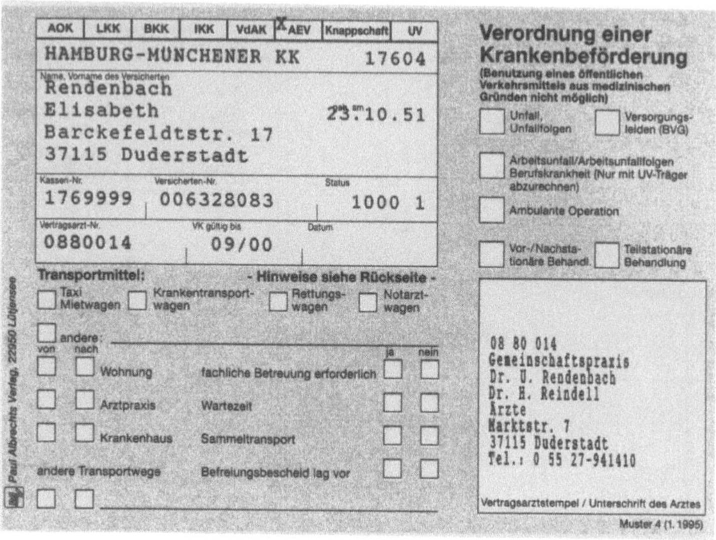

AOK | LKK | BKK | IKK | VdAK | X AEV | Knappschaft | UV

HAMBURG-MÜNCHENER KK 17604

Name, Vorname des Versicherten
Rendenbach
Elisabeth 23.10.51
Barckefeldtstr. 17
37115 Duderstadt

Kassen-Nr. Versicherten-Nr. Status
1769999 006328083 1000 1

Vertragsarzt-Nr. VK gültig bis Datum
0880014 09/00

Transportmittel: - Hinweise siehe Rückseite -
Taxi Mietwagen | Krankentransport-wagen | Rettungs-wagen | Notarzt-wagen
andere:

von	nach			ja	nein
☐	☐	Wohnung	fachliche Betreuung erforderlich	☐	☐
☐	☐	Arztpraxis	Wartezeit	☐	☐
☐	☐	Krankenhaus	Sammeltransport	☐	☐
andere Transportwege			Befreiungsbescheid lag vor	☐	☐

Paul Albrechts Verlag, 22950 Lütjensee

Verordnung einer Krankenbeförderung
(Benutzung eines öffentlichen Verkehrsmittels aus medizinischen Gründen nicht möglich)

Unfall, Unfallfolgen | Versorgungs-leiden (BVG)

Arbeitsunfall/Arbeitsunfallfolgen Berufskrankheit (Nur mit UV-Träger abzurechnen)

Ambulante Operation

Vor-/Nachsta-tionäre Behandl. | Teilstationäre Behandlung

08 80 014
Gemeinschaftspraxis
Dr. U. Rendenbach
Dr. H. Reindell
Ärzte
Marktstr. 7
37115 Duderstadt
Tel.: 0 55 27-941410

Vertragsarztstempel / Unterschrift des Arztes

Muster 4 (1.1995)

Abb. 5. Transportschein

1.12.5 Transportschein

Ein Transportschein (Abb. 5) ist nur für einen Transport ins Krankenhaus auszustellen.

1.12.6 Abrechnungsschein für den ärztlichen Notfalldienst

Eine Durchschrift des Abrechnungsscheins (Abb. 6) erhält der Hausarzt ohne Verzug (am besten dem Patienten mitgeben).

Die Ausstellung (Befund, Diagnose und Therapie) in kurzer Form ist in EBM Ziff. 1 enthalten und wird nicht gesondert bezahlt; das Porto für den Versand wird ersetzt.

Es ist geplant (1997), eine Verschlüsselung der Diagnosen zwingend vorzuschreiben nach dem ICD 10 (englische Abkürzung von *International Classification of Diseases* nach WHO).

Formularwesen

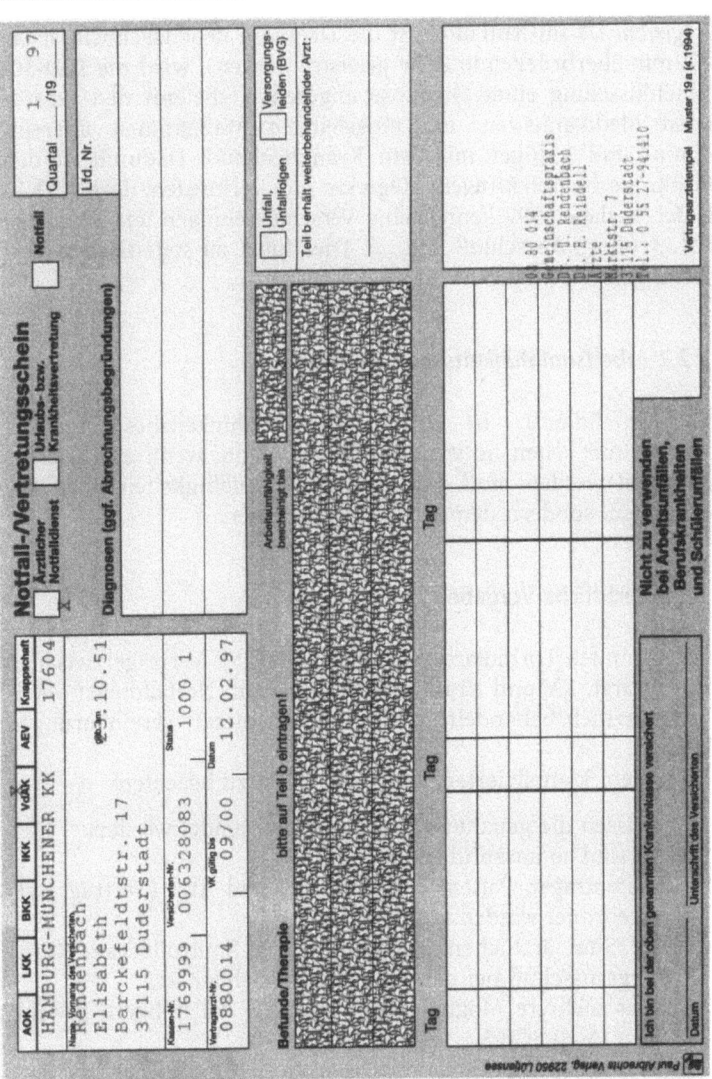

Abb. 6. Abrechnungsschein für den ärztlichen Notfalldienst

Vorgehen. Da im Notfalldienst die Diagnose nebensächlich ist (es soll nur überbrückende Hilfe geleistet werden), wird die ICD-10-Verschlüsselung einer Diagnose angegeben, die mit den verordneten Medikamenten und eingeleiteten Maßnahmen übereinstimmt und weniger mit dem Krankheitsbild. Dadurch werden bürokratische Rückfragen, Regresse etc. vermieden. Der ICD 10 in der Vorlage 1997 kennt keine Verschlüsselungen wie „Verdacht auf ..." oder „Ausschluß von ...". Dies führt zu statistischen Verwerfungen!

1.12.7 Arbeitsunfähigkeitsbescheinigung

Im Notfalldienst ist die Arbeitsunfähigkeitsbescheinigung (Abb. 7) nur selten notwendig und nur dann, wenn am Feiertag gearbeitet werden muß. Längere Arbeitsunfähigkeiten nicht bescheinigen, sondern dem Hausarzt überlassen.

1.12.8 Rechtliche Vorgaben

Die genannten Formulare sind Bestandteil der Verträge zwischen Vertragsarzt, KV und Krankenkassen. Wer im Notfalldienst Versicherte ärztlich behandelt, muß sich nach diesen Vereinbarungen richten.

Aus dem komplizierten Vertragswerk ist zu beachten:
1. Es müssen die genannten Vordrucke verwendet werden.
2. Diese sind so auszufüllen, daß
   a) Kostenträger, Patient (Versicherter) und Arzt (Vertragsarzt) zugeordnet werden können,
   b) der Sinn ärztlichen Handelns durch Kontrollorgane (Prüfungsausschuß bei der KV) nachvollziehbar ist.
3. Gibt es mehrere Möglichkeiten, muß (!) die billigere gewählt werden (§ 70 SGB V).
4. Im Notfalldienst soll nur überbrückende Hilfe geleistet werden.
5. Der Arzt, der das Formular (Rezept) unterschrieben hat, haftet für die Richtigkeit nach BGB und StGB („mangelnde Sorgfalt", früher als Kunstfehler bezeichnet, z. B. auch Gefälligkeitsbescheinigungen).

Formularwesen

| AOK | LKK | BKK | IKK | VdAK | AEV | Knappschaft |

Arbeitsunfähigkeits-bescheinigung
zur Vorlage bei der Krankenkasse

HAMBURG-MÜNCHENER KK   17604

Name, Vorname des Versicherten
Rendenbach
Elisabeth   29.10.51
Barckefeldtstr. 17
37115 Duderstadt

| Kassen-Nr. | Versicherten-Nr. | Status |
| 1769999 | 006328083 | 1000 1 |

| Vertragsarzt-Nr. | VK gültig bis | Datum |
| 0880014 | 09/00 | 12.02.97 |

[X] Erstbescheinigung   [ ] Folgebescheinigung
[ ] Arbeitsunfall, Arbeitsunfall-   [ ] Dem Durchgangsarzt
    folgen, Berufskrankheit   zugewiesen

Arbeitsunfähig seit   12 02 97
Voraussichtlich arbeitsunfähig   18 02 97
bis einschließlich
Festgestellt am   12 02 97

08 80 014
Gemeinschaftspraxis
Dr. U. Rendenbach
Dr. H. Reindell
Ärzte
Marktstr. 7
37115 Duderstadt
Tel.: 0 55 27-941410

Vertragsarztstempel / Unterschrift des Arztes

Diagnose Arthrose, nicht näher
bezeichnet

[ ] sonstiger Unfall, Unfallfolgen
[ ] Versorgungsleiden (BVG)

08 80 014
Gemeinschaftspraxis
Dr. U. Rendenbach
Dr. H. Reindell
Ärzte
Marktstr. 7
37115 Duderstadt
Tel.: 0 55 27-941410

Es wird die Einleitung folgender besonderer Maßnahmen durch die Krankenkasse für erforderlich gehalten (z. B. Badekur, Heilverfahren, MDK)

– Für die Bescheinigung ist die Nr. 71 BMÄ/E-GO berechnungsfähig –

Für Zwecke der Krankenkasse

Muster 1a (1. 1995)

Abb. 7. Arbeitsunfähigkeitsbescheinigung

6. Der Arzt, dessen Arztnummer auf dem Formular steht, haftet nach dem SGB V (Kassenarztrecht); d. h. es haftet der Vertragsarzt, nicht z. B. ein Vertreter, für die finanziellen Folgen, die z. B. der Apothekenbezugsschein (Rezept) verursacht, bei einem Verstoß gegen das Vertragsarztrecht. Hier werden derzeit (1997) hohe Maßstäbe an das „Wirtschaftlichkeitsgebot" angelegt (§ 70 SGB V), z. B.
a) unnötige oder zu teure Medikamente,
b) Gefälligkeitskrankschreibungen etc.

Ärztliches Handeln wird in „Ziffern" übersetzt, die im „EBM" (Einheitlicher Bewertungsmaßstab) stehen. Dieser gilt für pflichtversicherte Patienten der GKV (gesetzliche Krankenversicherung). Einige Kostenträger rechnen aber nach der GOÄ (Gebührenordnung für Ärzte) ab, z. B. private Kassen. Eine modifizierte GOÄ gilt, wenn eine gesetzliche Unfallversicherung [BG (Berufsgenossenschaft)] der Kostenträger ist.

Leistungen, die nicht Vertragsbestandteil der GKV sind, müssen (!) nach der GOÄ abgerechnet werden. Dazu gehören z. B. im Notfalldienst

- Untersuchungen nach Wunsch, die nicht notwendig sind, z. B. Reisetauglichkeit, Schlägereifolgen;
- Bescheinigungen nach Wunsch, z. B. Verletzungsfolgen für private Zwecke, Polizei, Gericht etc. oder für eine Reiserücktrittversicherung.

1.13 Laboruntersuchungen am Wochenende

Nur selten ist es notwendig, Laboranalysen durchführen zu lassen. In erster Linie wird sich der Notfalldienst an das nächste Krankenhauslabor wenden müssen, aber auch Laborärzte haben einen Notdienst eingerichtet. Dieser Idealfall ist sicher an große Städte gebunden – auf dem Lande wird man große Entfernungen in Kauf nehmen müssen.

Die Kenntnis folgender Analysen kann notwendig sein:
- Blutzucker: Diabetes,
- Harnanalyse: Harnwegsinfekt,
- Quick-Wert: Markumarpatienten,

- kleines Blutbild (Hb, Erythrozytenzahl, Hkt, Leukozyten): unklares Krankheitsbild,
- Kalium: Diuretikapatienten,
- CK-MB (Kreatinkinase): Herzinfarkt,
- Malarianachweis („dicker Blutstropfen"),
- Medikamentenspiegel bei Intoxikationen,
- bakteriologische Untersuchungen.

1.14 Applikationsformen der Pharmaka

Im Notfalldienst erwartet der Patient häufig eine „Soforthilfe", die der Arzt in der Verabreichung oder Verordnung eines Arzneimittels leistet.

1. **Intravenös:** Immer dann, wenn eine schnelle und noch durch den Arzt zu beurteilende Wirkung nötig ist. Bei Notfällen ist u. a. auch deswegen eine andere Injektionsform kontraindiziert. Sicherheit in der Technik und Erfahrung mit der Arznei sind notwendig. Lieber kein Medikament als ein falsches! Langsam injizieren! Bei Schwerkranken oder Patienten im Schock wird die halbe Dosis gegeben und die Wirkung beurteilt.
2. **Intramuskulär** (Abb. 8 und 9): Früher häufig gewählte Form der Applikation, aber mit Risiko, da Nebenwirkungen des Medikaments verzögert auftreten und Fehlinjektionen häufig sind. Das Instrumentarium muß steril sein. Ob die Haut vorbehandelt werden muß, wird kontrovers beurteilt. Der Autor hält den Nutzen einer Desinfektion der Haut auch mit exakt eingehaltener Einwirkzeit (z. B. Alkoholtupfer) für nicht nachgewiesen. Eine i.m.-Injektion wird nur durchgeführt, wenn
   - der Patient dies ausdrücklich wünscht,
   - es keine, z. B. orale, Alternative gibt,
   - die Technik beherrscht wird.
   [Vgl. Liauw J et al. (1995) Stepping Hill Hospital, Stockport. Lancet 345: 1648; Reynolds TM (1995) Clinical Chemistry Department, Burton Hospital. Lancet 346: 256; Mallach HJ et al. (1993) Ärztliche Kunstfehler. Fischer, Stuttgart. In Haftpflichtprozessen wird aber meist gegen den Arzt entschieden!]

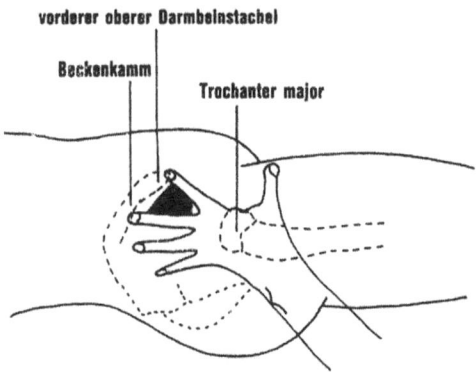

Abb. 8. Ventroglutäale Injektion nach v. Hochstetter. Die Handinnenfläche liegt auf dem Trochanter major, die Finger liegen auf dem Beckenkamm. Die Injektionsnadel soll nach kranial gerichtet sein

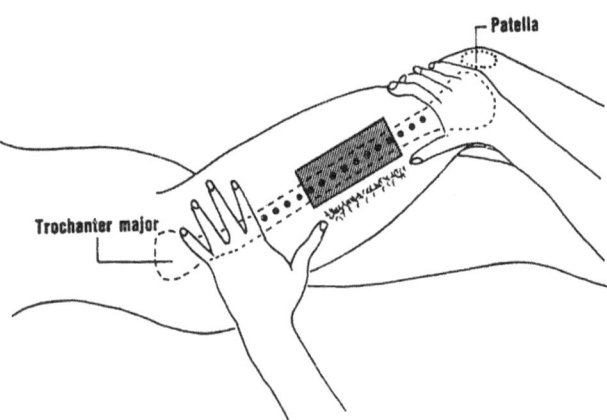

Abb. 9. Vastus-lateralis-Injektion nach v. Hochstetter. Der 5. Mittelhandknochen liegt auf dem Trochanter major und auf der Patella. Die Injektionsnadel wird senkrecht auf dem Femur geführt

3. **Subkutan:** Einfach durchzuführen, zeitsparend und nebenwirkungsarm. Die der Technik eigene Wirkungsverzögerung ist oft erwünscht (Schmerzmittel wie Morphium, Tramadol).

4. **Oral:** Applikationsform der ersten Wahl. Saftzubereitungen und Brausetabletten sind für Kinder geeignet. Dem Patienten ist ein genauer Dosis- und Zeitplan zu geben.
5. **Sublingual:** Es wurden Arzneimittel entwickelt, die, oral gegeben, ähnlich schnell und sicher wirken wie eine Injektion (Temgesic, Tramadol Brause, Nitrolingual Pumpspray, Tavor Expedit u. a.).
6. **Rektal:** Der Umgang mit Zäpfchen, Rektiolen etc. muß erklärt werden. Vorteile bei Kindern und Säuglingen, wenn z. B. Säfte nicht gegeben werden können. Auch hier wurden gut wirksame rektale Zubereitungen entwickelt (Rectodelt, Diazepam Desitin rektaltube u. a.).
7. **Über die Haut:** Notwendig bei bestimmten Hauterkrankungen, bei unsauberen Wunden (Polyvidonjod), bei Ektoparasiten etc. Bei stumpfen Traumen sind Einreibungen („Sportsalben", Dolobene, Voltaren Emugel) beliebt. Es sind auch Pflaster mit Wirkstoffen (Hormone, Nitro, Durogesic u. a.) im Handel.
8. **Inhalativ:** Dosieraerosole (DA) bei Asthma; auch nach Inhalation von Noxen (Reizgase, Brandgase) gibt man inhalative Kortikosteroide (z. B. Auxiloson Dosieraerosol).

1.15 Inhalt der Arzttasche im Notfalldienst

Kenntnisstand des Arztes und regionale Besonderheiten beeinflussen den Inhalt der Tasche für den Bereitschaftsdienst wesentlich.

So ist vorab zu klären:

1. Steht ein Notarztwagen zur Verfügung?
   Wenn ja, in welcher Zeit?
2. Wo befindet sich das nächste Krankenhaus?
   Mit welchen Fachabteilungen?

1.15.1 Standardausrüstung

1.15.1.1 Medikamente ([1], S. 12–14)

Als Ampullen zur Injektion, alternativ oral wirksame Zubereitungen.

Analgetika
- Acetylsalicylsäure (Aspisol Amp., Aspirin direkt oral)
- Diclofenac (Diclofenac SF 75 Amp., Voltaren dispers oral 50 mg)
- Metamizol (Novalgin Amp., Novalgin Supp. 1 g)
- Morphin (Morphin 1 ml = 10 mg Amp.)
- Buprenorphin (Temgesic Sublingualtabletten oral)
- Tramadol (Tramal 100 mg Amp., Tramadol Brause oral 50 mg)

Antiasthmatika
- Salbutamol [Salbulair 0,5, 1 ml = 0,5 mg Amp.; Sultanol DA (Dosieraerosol) ([1], S. 1736)]
- Theophyllin (Euphylong 200, 10 ml = 200 mg Amp., Euphylong quick 200 Brausetabletten)
- Kortison
- Prednisolon (Solu-Decortin H 50 mg Amp., 250 mg Amp.; alternativ Dexamethason = Fortecortin Mono 40 mg Amp.)
- Prednison (Decortin 50 mg Tbl. oral; Rectodelt Supp. 100 mg)

Kardiaka
- Glyceroltrinitrat (Nitrolingual Pumpspray oral)
- Lidocain [Lidocain 2% 5 ml zu 100 mg Amp. ([32], S. 303)]
- Atropin [Atropin Amp. 1 ml = 0,5 mg ([22], S. 293)]

Diuretikum
- Furosemid (Lasix 40 mg = 4 ml Amp.)

Sedativum/Antiepileptikum
- Diazepam [Diazepam Amp. 2 ml = 10 mg (Valium Amp.); Diazepam rektal tube 10 mg]; alternativ oral Lorazepam (Tavor Expidet 1,0 mg oder 2,5 mg Tbl.)

Antiemetikum
- Metoclopramid (MCP SF Amp., MCP Supp.)

Antipsychotikum
- Haloperidol [Haldol 1 ml = 5 mg Amp. (oral: Trpf., Tbl.)]

Antihypertensiva
- Nifedipin (Adalat 10 mg Kaps. oral)
- Urapidil (Ebrantil Amp. 5 ml = 25 mg)

Sonstige
- Adrenalin (Epinephrin) (Adrenalin Amp. 1:10.000 = 10 ml = 1 mg oder Adrenalin Amp. 1:1000 = 1 ml = 1 mg; 1 ml muß verdünnt werden auf das 10fache Volumen mit NaCl-Lösung 0,9% 10 ml Amp. Ergibt auch Adrenalin 1:10000.
- Glukose (Dextro med 40% Amp. 10 ml = 4 g)
- Butylscopolamin (Buscopan Amp. 1 ml = 20 mg – Spasmolytikum)
- Heparin-Calcium 5.000 I.E./0,5 ml Amp.

Zur Desinfektion
Polyvidonjod (Betaisodonna flüssig)

1.15.1.2 Kurzer Kommentar zu einigen Medikamenten

Tramadol (100 mg Amp., Brause oral 50 mg, 100 mg Retard-Tbl., 50 mg Kps., Supp. 100 mg) ist gut verträglich und kann i.v., i.m, s.c. gegeben werden. Es ist mit Diazepam (z. B. in der Mischspritze) stark (!) wirksam. In Tropfen rezeptiert, ist es gut zu steuern. Eine i.v.-Injektion führt zu Erbrechen, daher gibt man MCP vorweg.

Metamizol (Novalgin Amp., Novalgin Supp. 1 g, Novalgin Trpf.) ist ein lange bekanntes Analgetikum, in allen Altersstufen einsetzbar. Seine Nebenwirkungen sind selten, aber gefährlich (bei i.v.-Gabe muß Reanimation beherrscht werden). Einzusetzen bei Koliken und Karzinomschmerzen.

Acetylsalicylsäure (Aspisol Amp., Aspirin direkt oral): Aspisol wirkt auch bei stärkeren Schmerzen in einer Dosis von 1 g (2 Amp.). Es kann beim Infarkt eingesetzt werden.

Diclofenac (Diclo 75 Amp., Voltaren dispers oral 50 mg, Diclofenac 100 mg Supp.) ist als Ampulle nur zur i.m.-Injektion zugelassen. Schockreaktionen zwingen zur Nachbeobachtung des Patienten. Da die orale Gabe der Injektion gleichwertig ist, muß die Injektion begründet sein. Es ist bei allen Schmerzen der Bewegungsorgane wirksam und kann gut mit Diazepam in der Mischspritze kombiniert werden.

Diazepam [Diazepam Amp. 2 ml = 10 mg (Valium Amp.), Diazepam rektal tube 10 mg; alternativ oral: Lorazepam = Tavor Expidet 1,0 mg oder 2,5 mg Tbl.] hat muskelrelaxierende, sedierende, antiepileptische und angstlösende Eigenschaften und ist im Bereitschaftsdienst unentbehrlich. Es hat eine hohe therapeutische Breite.

Morphin (10 mg Amp., als Tabletten nur retardiert zur Dauerbehandlung) ist bei schwersten Schmerzen indiziert, aber nicht geeignet bei Koliken. Es ist das Mittel der Wahl beim Infarktschmerz. Es kann mit Atropin kombiniert werden. Alternativ (nicht beim Infarkt) Buprenorphin = Temgesic Sublingualtabletten oral.

Salbutamol (Salbulair 0,5 1 ml = 0,5 mg Amp., Sultanol DA oder Sultanol Rotadisk 400 Pulver zur Inhalation) ([1], S. 1736) ist ein β_2-Mimetikum, das auch i.v. gegeben werden kann (langsam).

Theophyllin gibt es als Euphylong 200, 10 ml = 200 mg Amp. und Euphylong quick 200 Brausetabletten.

Prednisolon (Solu-Decortin H 50 mg Amp., 250 mg Amp., alternativ Dexamethason = Fortecortin Mono 40 mg Amp.) und **Prednison** (Decortin 50 mg Tbl. oral, Rectodelt Supp. 100 mg): Gegenüber Prednisolon haben andere Kortisonderivate keinen Vorteil. Für Kinder und Säuglinge ist Rectodelt mit 100 mg geeignet.

Glyceroltrinitrat (Nitrolingual Pumpspray oral, Zerbeißkapseln) ist dreifach verwendbar: bei Stenokardien, bei Koliken und bei einer hypertensiven Krise.

Lidocain [Lidocain 2% 5 ml zu 100 mg Amp. ([32], S. 303)] und **Atropin** [Atropin Amp. 1 ml = 0,5 mg ([22], S. 293)] sind bei Rhythmusstörungen insbesondere nach Infarkt einzusetzen. Beim Lungenödem, oder wenn sonst eine schnelle Diurese gewünscht wird, **Furosemid** i.v.

Haloperidol ist bei Psychosen indiziert, rezeptiert in Tropfen gut zu steuern. Zur Notfalltherapie ist **Suprarenin** notwendig, das verdünnt werden muß. Es ist auch oral wirksam (4fach höher dosieren!).
Dextromed 40% ist Traubenzucker und bei Hypoglykämien i.v. zu geben (sehr venenreizend!).
Metoclopramid (MCP), ein Dopaminantagonist, hat antiemetische und die Peristaltik fördernde Eigenschaften.
Beherrscht der Arzt das Wirkspektrum dieser Medikamente, kann er die meisten Patienten im Notfalldienst versorgen. Einige weitere Medikamente sind dann noch notwendig, die rezeptiert werden können. Die meisten der genannten Medikamente können unter ihrem Freinamen in der Apotheke bezogen werden. Somit entfällt das Lernen von 2 Namen (Handelsnamen).

1.15.1.3 Diagnostische Ausrüstung

- Blutdruckmeßgerät
- Stethoskop
- Mundspatel
- Lampe
- Reflexhammer
- Ohrenspiegel
- Blutzuckermeßgerät

1.15.1.4 Hilfsmittel

- Safar-Tubus (Abb. 10)
- Tupfer trocken
- elastische Binde 8 cm breit
- Mullbinden 6 cm breit
- sterile Kompressen 10 cm × 10 cm
- Schere
- Pinzette
- Spritzen zu 2 ml, 5 ml, 10 ml
- Kanülen Größe 12 und 1 und 1 extra lang
- Pflaster (Rolle)
- Stauschlauch
- Formulare
- Verweilkanüle (Braunüle oder Danüle)

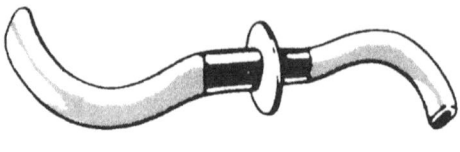

Erwachsener   Kind

Abb. 10. Safar-Tubus. (Aus Pschyrembel 1994 [2])

- Gummihandschuhe
- Kugelschreiber
- Ampullensägen

Umgang mit dem Safar-Tubus. Die größere Seite wird Erwachsenen, die kleinere Kindern mit der Spitze nach oben in den Mund geschoben und dann um 180° gedreht. Dadurch liegt die Zunge in der Wölbung und kann nicht nach hinten fallen. Eine Beatmung mit dem Mund über den Tubus ist dann möglich.

1.15.2 Über die Standardausrüstung hinaus

- Blasenkatheter 14 Charr (Tiemann)
- Instillagel
- Harnteststreifen
- Augenspiegel
- sterile Handschuhe
- Notfall-EKG
- Fieberthermometer
- Infusion 250 ml Ringer und Infusionsbesteck
- Beatmungsbeutel AMBU
- Masken in 2 Größen
- Guedel-Tubus
- Nasentamponade

Zusätzliche eigene Ausrüstung

Je nach Sachkenntnis, Ausbildung und Bedürfnissen kann jeder Arzt diese Liste erweitern oder verändern.

Raum für eigene Notizen

B. Klinischer Teil

2 Einführung

2.1 Kritische Vorbemerkungen

Universitäten und Krankenhäuser entlassen den jungen Arzt in die eigene Praxis, ohne daß er gelernt hätte, im Notfalldienst mit wenigen Mitteln das Richtige zu tun. Als Autodidakt muß er viel lesen, um wenig Brauchbares zu lernen. Das Angebot an Arzneimitteln ist unübersichtlich, die Pharmakologie zu theoretisch. Festbeträge, Phantasienamen und Parallelzulassungen identischer Wirkstoffe führen zu Irrtümern und verteuern die Therapie unnötig. In dem vorliegenden Werk soll genau dargelegt werden, wie ärztliches Handeln im Notfalldienst mit wenigen Mitteln nach dem derzeitigen Wissensstand aussehen soll.

Fehler sind nicht auszuschließen. Jeder Arzt muß seine Handlungen selbst verantworten.

2.2 Der Umgang mit Patienten

Der akut erkrankte, unbekannte Patient, der sofort Hilfe wünscht, benimmt sich in seiner Angst und in seinem Schmerz oft ungewöhnlich. So muß der Arzt angemessen darauf reagieren. Er soll ruhig und sachlich auftreten und gezielt handeln. Er soll sich nicht provozieren lassen, Kommentare und Erklärungen auf das notwendige Maß beschränken; seine Autorität soll ärztlich begründet sein. Den Willen des Kranken muß er achten. Negative Kritik jeglicher Art schadet und belastet das Vertrauensverhältnis. Auch gegenüber den Angehörigen handele er gleichermaßen. Prognosen zu stellen, ist nicht seine Aufgabe. In besondere Weise aber widme sich der Arzt dem kranken Kind!

2.3 Vorgehen allgemein

Gezielte Anamnese, Fremdanamnese und Fragen nach Vorbehandlungen bestimmen die symptombezogene, klinische Untersuchung:

- Warum haben Sie mich (den Notfalldienst) gerufen?
- Wo tut es weh?
- Seit wann?
- Welche Medikamente wurden verordnet?
- Welche haben Sie genommen?

Wenn das akute Problem des Kranken geklärt ist, werden der Schweregrad der Erkrankung und die Dringlichkeit weiterer Maßnahmen abgeschätzt. Es wird stets der einfachste, problemorientierte Lösungsweg gewählt.

Muß sofort, d. h. vor dem nächsten Werktag (der nächsten Sprechstunde), eine weiterführende Diagnostik erfolgen, die der Arzt im Notfalldienst nicht durchführen kann, wird – falls möglich – ein Facharzt zugezogen, der Patient im Krankenhaus ambulant vorgestellt oder stationär eingewiesen.

In allen anderen Fällen werden die Symptome gelindert (Medikamente, Verhaltensregeln) und der Kranke an die nächste Sprechstunde seines Hausarztes verwiesen. Ist der Zustand des Patienten nicht sicher einzuschätzen, wird er aufgefordert, sich bei einer Verschlechterung zu melden, oder es wird eine 2. Untersuchung nach einigen Stunden vereinbart.

3 Schmerzen

3.1 Schmerzen allgemein

Der medizinische Notfall wird in aller Regel nur deswegen einer, weil der Schmerz erst dafür sorgt, daß die elementare Bedrohung als solche empfunden wird. Schmerz ist nicht nur der häufigste Anlaß für eine ärztliche Intervention, sondern auch das wichtigste Leitsymptom. Dem subjektiven Schmerzerlebnis folgt sofort ein großes Angstgefühl. Dies und der unterbewußte Fluchtreflex sorgen für massive Stoffwechselaktivität und Hormonsekretion. Daraus folgt die Notwendigkeit einer angemessenen Analgesie, denn vermehrte Herzarbeit, Hypertonie, gesteigerte kardiale Erregbarkeit, Vasokonstriktion, Zunahme des myokardialen Sauerstoffbedarfs sind unerwünscht. Im folgenden Teil werden Möglichkeiten der Schmerztherapie unter verschiedenen Bedingungen gezeigt.

Bei ungenügender Schmerztherapie gibt es nachteilige Folgen:

- muskuläre Verspannungen,
- Immobilität,
- Störung der Kreislauf- und Atemfunktion,
- Lernvorgänge der Nervenzellen („Schmerzgedächtnis" mit Chronifizierung).

Schmerztherapie ist ein Gebot der Humanitas und aus der Pathophysiologie begründet. Unzureichend therapierter Schmerz kann chronifizieren. Dann genügen bereits geringe Reize, um ein volles Schmerzempfinden auszulösen.

Schmerzkomponenten

Die Aufnahme und Weiterleitung noxischer Signale führt zu 4 Komponenten:

1. sensorisch (kalt, warm),
2. affektiv (angenehm, unangenehm),
3. vegetativ (Schweißausbruch, Erbrechen),
4. motorisch (zurückzucken, fliehen).

Die 4 Schmerzkomponenten treten gemischt auf. Es überwiegt beim

- Oberflächenschmerz die sensorische,
- viszeralen Schmerz die vegetative,
- chronischen Schmerz die affektive Komponente.

Aus Muskeln, Knochen und Sehnen stammt der somatische Tiefenschmerz mit Ausstrahlung in die Umgebung.

3.2 Chronische Schmerzen

Auch wegen eines chronischen Schmerzes wird der Notfalldienst häufig konsultiert und gefragt, ob es kein Mittel gebe, den lästigen Schmerz zu lindern. Dauert der Schmerz länger (Monate), kommt es zur Lösung des Schmerzerlebnisses von der Krankheit. Diese Verselbständigung macht den chronischen Schmerz zum eigenen Syndrom, das sich deutlich vom akuten Schmerz unterscheidet.

Chronalgesie (chronische Schmerzkrankheit)

- Viele, wechselnde Beschwerden
  - seit langer Zeit,
  - ohne biologischen Sinn,
  - schon nach geringen Reizen;
- viel Diagnostik,
- viel Therapie,
- viel Erfahrung mit „alternativen" Heilmethoden.

Akute Schmerzen

"Patientenkarriere", Folgen

- Gestörtes Arzt-Patient-Verhältnis,
- irrationale Therapieversuche,
- die Persönlichkeit verändert sich,
- Depression mit Suizidgefahr.

Vorgehen

Bei der Chronalgesie muß dem Kranken vermittelt werden, daß

- eine ursächliche Therapie nicht möglich ist,
- die psychoreaktive Komponente im Vordergrund steht,
- Inaktivität (Schonhaltung des Bewegungsapparates) den Schmerz fördert,
- das Management der Erkrankung in die Hand *eines* Arztes (Hausarzt) gehört,
- dies nicht der Notfalldienst sein kann.

Ursachen

1. Peripher: Die Krankheit ist chronisch (Arthrose) und führt zu dauernden Schmerzen;
2. peripher-zentral: Das Nervensystem selbst ist krank (Trigeminusneuralgie, Polyneuropathie).
3. Psychologische Konditionierung (falsche Lernprozesse);
4. Lernprozesse auf zellulärer und molekularer Ebene in den Nervenzellen.

3.3 Akute Schmerzen

Der akute Schmerz

- ist Folge einer Krankheit,
- ist kurz und stark,
- hat Warnfunktion,
- verschwindet nach Heilung der Krankheit,
- löst Angst und Unruhe aus.
- Analgetika wirken schnell.

Vorgehen

Anamnese und Untersuchung vermitteln Kenntnisse über

- Art und Ursache der Schmerzen,
- die Gefährlichkeit der zu Grunde liegenden Krankheit,
- die Therapiemöglichkeiten.

> Die Analgesie soll ausreichend sein und nicht länger anhalten als die Krankheit selbst.

Dauert der Schmerz länger als erwartet oder läßt sich der akute Schmerz nicht mit sonst gut wirksamen Analgetika nach pathophysiologischer Einordnung beseitigen, so ist die Diagnose falsch oder es sind Komplikationen eingetreten.

Die Wahl des richtigen Vorgehens hängt von den Vorstellungen des Arztes ab, warum im Einzelfall Schmerzen aufgetreten sind (Pathophysiologie des Schmerzes). Ist es eine Ischämie, ein Spasmus der glatten Muskulatur? Sind es entzündliche Schmerzen? Allgemein wird durch Analgetika die Schmerzschwelle eines Patienten so verändert, daß nozizeptive Impulse nicht mehr oder wesentlich weniger wahrgenommen werden. Somit ist die Analgetikatherapie keine kausale, sondern eine palliative Therapie. Je mehr der Schmerzauslöser in der Peripherie angenommen werden muß, desto eher werden peripher wirkende Schmerzmittel eingesetzt (Verbrennungen, Wunden, Zahnschmerzen, Knochenmetastasen).

Somatischer Schmerz ist eng umschrieben, spitz, hell, gut lokalisiert (wie mit dem Messer gestochen). Beispiel: Brustwandschmerz, Trauma, Pleuritis. Therapie mit peripher wirkenden Analgetika.

Viszeraler Schmerz ist dumpf, brennend, schlecht lokalisierbar (strahlt aus). Beispiel: Kapselschmerz der Leber, Koliken, Herzinfarkt, innere Verletzungen, Tumorschmerz innerer Organe. Therapie mit zentral wirkenden Analgetika. Diese sind auch angezeigt, wenn existentielle Angst und Erregung mit dem Schmerz einhergehen.

Bei ausstrahlenden Schmerzen liegt die Ursache vom Punkt der Empfindung entfernt (Schmerzen im linken Arm beim Herzinfarkt).

3.4 Analgetikatherapie

3.4.1 Analgetikatherapie allgemein

Bevor das Analgetikum gewechselt wird, weil seine Wirkung nicht ausreicht, sind die 4 häufigsten Fehler der Analgetikatherapie zu prüfen:

1. zu niedrige Dosis,
2. zu langes Intervall,
3. Angst vor Nebenwirkungen,
4. falsches Analgetikum.

Zwischen starken und schwachen Analgetika zu unterscheiden, ist nicht günstig, da mit relativ geringen Mengen eines nichtsteroidalen Antirheumatikums (NSAR, z. B. Diclofenac) ein Entzündungsschmerz besser beseitigt werden kann als mit relativ hohen Dosen eines stark (zentral) wirksamen Analgetikums, z. B. Tramadol. So bleiben auch bei stärkstem entzündlichen Schmerz die NSAR Mittel der ersten Wahl.

Die medikamentöse Schmerztherapie richtet sich an erster Stelle nach dem Schmerztyp und erst an zweiter Stelle nach der Schmerzstärke.

Auch ein psychogener Schmerz muß (individuell) beseitigt werden, da der Betroffene darunter leidet wie unter somatischen Schmerzen. Differentialdiagnostische Überlegungen können dem Hausarzt überlassen werden. Wenn die psychogene Komponente nicht deutlich im Vordergrund steht, wird man beim akuten, neu aufgetretenen Schmerz bei Patienten, die man nicht kennt, zunächst mit einem Analgetikum therapieren.

Es gehört auch zu den Charakteristika von Schmerzen, daß diese schwieriger zu beherrschen sind und mit höheren Dosen von Analgetika behandelt werden müssen, wenn sie erst einmal vorhanden sind (reaktive Schmerztherapie). Bei einer antizipatorischen Schmerztherapie verhindert man, daß Schmerz überhaupt erst auftritt, und es werden weitaus geringere Analgetikamengen gebraucht. Daher soll, falls erforderlich, ein über das Wochenende reichender Einnahmeplan nach Zeit für Analgetika erstellt werden.

Kombinationspräparate sind Mittel der zweiten Wahl. Eine freie Kombination von peripher und zentral wirkenden Analgetika ist sinnvoll. Das sind die einzigen fixen Kombinationen, die empfohlen werden können:

Paracetamol + Kodein (Nedolon P, Talvosilen, Paracetamol comp), ASS + Kodein (Dolviran N).

Vorsicht: Die Inhaltsstoffe bekannter Analgetikahandelsnamen wurden verändert (Optalidon in 4 verschiedenen Zusammensetzungen, Dolviran, Gelonida, Togal etc.).
Daher sind ungewollte Kombinationen mit Wechselwirkungen möglich (Antikoagulanzien).

3.4.2 Analgetikatherapie – Besonderheiten

3.4.2.1 Schwangere und Stillende

Mittel der ersten Wahl ist Paracetamol, bei Koliken auch Metamizol (muß begründet sein!). Bei kurzzeitigem Gebrauch auch Morphin, aber nicht in den letzten Tagen vor der Geburt. Diclofenac oder Ibuprofen sind kurzfristig möglich, Ergotaminhaltige Migränemittel sind zu meiden [23].

3.4.2.2 Analgetikatherapie in der Geriatrie

Polymorbide Greise müssen häufig mit Analgetika behandelt werden.
 Besonderheiten des hohen Alters:

- veränderte Nebenwirkungskonstellation,
- veränderte Pharmakokinetik,
- Resorption,
- Verteilung,
- Metabolisierung,
- Ausscheidung,
- Wechselwirkungen.

Eine senile Demenz kann die Schmerzäußerung beeinträchtigen, obwohl der Kranke gequält wird. Nach Beobachtung und Rücksprache mit den Pflegekräften muß auch hier therapiert werden. Vorsicht mit zentral wirkenden Analgetika. Insbesondere durch zu hohe Dosen (relativ!) kann eine vorher gut kompensierte Atemdepression zum Tode führen. Diese Komplikation ist häufiger und bekannt. Ausweichen kann man auf Metamizol und/oder Tramadol.

3.4.2.3 Analgetikatherapie bei Kindern

Schmerzen bei ihren Kindern sind den Müttern unheimlich, sie haben Angst. Schmerzen sind besonders beim Kleinkind schlecht zu lokalisieren und in ihrer Intensität nicht abzuschätzen. Will man eine gute Empfehlung, so sucht man in den Lehrbüchern der Pädiatrie vergeblich. Auch Neugeborene haben eine Schmerzempfindung (vgl. zum Thema Schmerztherapie bei Säuglingen in [1], S. 1400 und [14], S. 495 ff.).

Besonders bei Kindern gilt:

- Ursache der Schmerzen suchen und behandeln.
- Das Alter des Kindes bedenken.
- Der Mutter den Umgang mit Analgetika genau (schriftlich) erklären.
- Auf Analgetikaerfahrung der Mutter zurückgreifen, also gewohnte Präparate verordnen.
- Geringe Mengen verschreiben.
- Psychotherapie über die Mutter ist ein wichtiges Adjuvans.

> **Schmerztherapie bei Kindern (Stufenplan)**
> **Paracetamol** 10–15 mg/kgKG alle 4–6 h
> **Ibuprofen** 3 mg/kgKG 3mal täglich
> **Diclofenac** Voltaren Supp. für Kleinkinder 12,5 mg
> Voltaren Supp. für Kinder 25 mg
> **Acetylsalicylsäure** 10–15 mg/kgKG 4- bis 6mal täglich
> **Metamizol** 10–20 mg/kgKG 2- bis 3mal täglich
> **Tramadol (Tramal)** 1 Trpf. = 2,5 mg. Dosis 1–2 mg pro kgKG bis 3mal täglich
> **Valoron N** 1 Trpf. (= 2,5 mg Tilidin+0,2 mg Naloxon) pro Lebensjahr ergibt bei einem 4 Jahre alten Kind 4 Trpf. (= 10 mg Tilidin). Als Einzeldosis mindestens 3 Trpf. ([5], 05049).
>
> Säuglinge, die nicht mit Paracetamol als Schmerztherapie auskommen (Tumore, Verbrennungen etc.) werden stationär eingewiesen.

Kurzer Kommentar zu den genannten Analgetika

Paracetamol ist immer das Analgetikum der ersten Wahl, seine analgetische Wirksamkeit ist bei den üblichen „kleinen" Schmerzen ausreichend.

Ibuprofen ist bis 200 mg rezeptfrei, auch als Brausetablette erhältlich. Es hat gegenüber Acetylsalicylsäure (ASS, Aspirin) keine Vorteile, aber eine ausreichende analgetische Wirkung. Wegen fehlender Erfahrung erst ab 6 Jahren, kindgerechte Applikationsformen fehlen.

ASS (Aspirin) ist ein gutes Analgetikum, weltweit werden rund 80 Mrd. Tabletten jährlich verkauft. Demnach sind seine Vor- und Nachteile bestens bekannt. Als ASS plus C (mit Vitamin C) zu trinken, gut zu steuern (nicht kassenüblich). Nebenwirkungen (Magen-Darm-Unverträglichkeiten) sind häufig. Da das Reye-Syndrom bei Kindern mit Varizellen und Influenza B nach ASS-Gabe aufgetreten ist, strenge Indikationsstellung bei kleinen Kindern mit Virusinfekt. Nur in Ausnahmefällen können Kinder auch mit **Diclofenac** (Voltaren, z. B. 25 mg) behandelt werden.

Metamizol ist ein potentes Analgetikum, das auch in der Pädiatrie eingesetzt werden kann. Seine sehr seltenen, aber gefährlichen Nebenwirkungen haben Metamizol (Novalgin) verdrängt.

Tramadol (Tramal), ein Hypnoanalgetikum, wirkt schwächer als Morphin, hat in den angegebenen Dosierungen nur geringe oder keine zentralnervösen Nebenwirkungen, keine Atemdepression. Es ist für Kinder ab dem 1. Lebensjahr zugelassen. Ein 1jähriges Kleinkind wiegt etwa 10 kg, das entspricht 10 mg Tramadol oder 4 Trpf., alle 8 h.

Valoron N, ebenfalls ein Opioid, ist zugelassen für Kinder ab 2 Jahren. Die Dosis ist 4mal täglich 1 Trpf. pro Lebensjahr, Einzeldosis mindestens 3 Trpf. Beide Analgetika sind nur in Tropfen zu geben, Zäpfchen und Kapseln sind zu hoch dosiert. Falls keine ausreichende Analgesie erreicht wurde, ist eine Kombination Tramadol + Metamizol möglich.

Auch **Diazepam** und **Scopolaminbutylbromid** (Buscopan, z. B. 0,25 ml s.c.) sind bei Kindern möglich.

3.5 Richtlinien der Schmerztherapie

1. Schmerzursache eingrenzen.
2. Pathophysiologische Unterschiede der Schmerzgenese beachten:
   a) Entzündung,
   b) Muskelspasmen (Kolik),
   c) Angst,
   d) Organkapselspannung,
   e) arterielle Durchblutungsminderung,
   f) direkte Nervenläsion (Wurzelreiz).
3. Der Schmerztyp ist wichtiger als die Schmerzstärke.
4. Vorbeugend therapieren.
5. Keine Plazebotherapie.
6. Sinnvolle ursächliche Therapie kombinieren.
7. Mit wenigen Pharmaka richtig umgehen.
8. Schmerzart eingrenzen:
   a) akut,
   b) chronisch,
   c) kanzerogen.
9. Anamnestische Daten:
   a) bereits eingenommene Medikamente,
   b) Alter,
   c) Schwangerschaft oder Stillzeit.
10. Wechselwirkungen und Kontraindikationen beachten.

4 Schmerzen – spezieller Teil

4.1 Kopfschmerzen

Kopfschmerzen sind ein häufiges Symptom, hinter dem sich psychische, somatische und psychosomatische Ursachen verbergen können. Ein „abwendbar gefährlicher Verlauf" ist zwar selten, jedoch kann das Übersehen schwere Folgen für den Patienten haben. Daher muß im Notfalldienst durch Anamnese und Untersuchung eine wenigstens wahrscheinliche Ursache gefunden werden.

Anamnese

- Ist der Schmerz neu, plötzlich aufgetreten oder bekannt (Migräne)?
- Gibt es eine Erklärung (Alkohol, Medikamente, Erkältung, Unfall etc.)?
- Wo sitzt der Hauptschmerz?
- Wohin strahlt er aus?
- Wann tritt er auf?
- Wie oft?
- Wie schlimm?
- Wie lange?
- Seit wann?
- Andere Erkrankungen?
- Besteht jetzt Krankheitsgefühl?
- Begleitsymptome: Übelkeit, Erbrechen, Augenflimmern, Bewußtseinstrübung, (kurzzeitige) Lähmungen?
- Welche Medikamente wurden eingenommen? Wann?
- HWS-Schaden? Unfall?

- Blutdruck erhöht?
- Fieber? Grippe? Entzündungszeichen? Meningismus?
- Übelkeit?

Die körperliche Untersuchung orientiert sich am Ergebnis der Anamnese.

Die wichtigsten Ursachen für Kopfschmerzen

1. Gefährliche Ursachen (Facharzt zuziehen oder stationäre Einweisung)

- Meningeale Reizung bei Meningitis (Enzephalitis),
- Raumforderung [(Subarachnoidal-)Blutung (SAB), Tumor].

Vorsicht bei
- plötzlichem Beginn,
- dramatischer Verschlechterung.

Begleitsymptome:
- Epilepsie, Bewußtseinstrübung, psychische Auffälligkeit,
- neurologische Ausfälle (zwar bei z. B. Basilarismigräne harmlos, aber vom Notfalldienst nicht zu differenzieren!),
- Meningismus

2. Ungefährliche Ursachen (symptomatische Therapie, Analgetika)

- Migräne,
- Neuralgien,
- Infekte mit Fieber
  der Nase und Nebenhöhlen,
  der Augen,
  der Ohren,
  der Kiefer und der Zähne,
- Virusinfekte (grippaler Infekt).
- Psychogene Zephalgien sind selten.

3. Fraglich gefährliche Ursachen

- Trauma,
- HWS-Schleudertrauma + HWS-Distorsion,
- Schädelprellung, Kommotio, Kontusion,

- Vergiftung (Alkohol – Vorsicht!),
- symptomatisch bei anderen Organerkrankungen,
- Bluthochdruck (hypertensive Krise ist ein Notfall!).

Therapie

Nach dem Ergebnis und dem Schweregrad richtet sich die Therapie:

1. Kann bei starken Kopfschmerzen (evtl. mit Schwindel und Hirndruckzeichen) keine Ursache gefunden werden, erfolgt stationäre Einweisung.
2. Bei starken Kopfschmerzen mit Schwindel (evtl. mit Hirndruckzeichen) nach einem Trauma (auch ohne direkte Schädelverletzung, z. B. Sturz auf das Gesäß) erfolgt stationäre Einweisung.
3. In allen anderen Fällen wird mit Analgetika symptomatisch behandelt und dem Hausarzt die Differentialdiagnostik überlassen.

Medikamentöse Therapie je nach Schweregrad und Vormedikation

- Paracetamol 500–1 000 mg oral (rektal bei Erbrechen),
- ASS 500–1 000 mg oral (Aspisol i.v., 1–2 Amp.),
- Ibuprofen 600–1 200 mg oral,
- Tramal 50–100 mg oral, i.m., s.c.,
  Tramal kann mit ASS, Paracetamol, Ibuprofen, Metamizol kombiniert werden.
- Alternative: Kombination aus Paracetamol und Kodein (Nedolon P, Paracetamol comp).

4.1.1 Migräne

5% der Bevölkerung leiden an Migräne, auch Kinder!

Definition

Kopfschmerzattacken, überwiegend einseitig, mit den vegetativen Symptomen Übelkeit und Erbrechen; neurologische Ausfälle, Stimmungsschwankungen. Der Kranke kennt seine Diagnose.

Meist wird der Arzt gerufen, wenn der Anfall schon einige Zeit dauert und die übliche (vom Hausarzt verordnete) Therapie nicht hilft. Einfache Maßnahmen und frei verkäufliche Analgetika helfen dann nicht mehr!

Vorgehen

Nach der Anamnese wird eine Liste der bereits eingenommenen Medikamente erstellt (*Vorsicht:* Überdosis – z. B. Ergotamin, Wechselwirkungen) und der Schweregrad abgeschätzt. Überwiegend rufen Patienten mit einem schweren Mirgräneanfall, die bereits mehrere Analgetika eingenommen haben, den Notfalldienst. Danach richtet sich die Therapie. Es werden gegeben:

gegen Erbrechen:
Metoclopramid (MCP, nicht bei Kindern unter 14 Jahren!), Paspertin 1 Amp. i.v., alternativ i.m. oder als Supp.;
Analgetikum:
1 g = 2 Amp. Aspisol i.v.,
alternativ 1,5–2,5 g Metamizol = ½–1 Amp. (*Vorsicht:* langsam spritzen!)
oder 100 mg = 1 Amp. Tramal s.c. (i.v. löst oft Erbrechen aus – s. aber [14], S. 391!).

Zusätzlich zu allen genannten Medikamenten kann 10 mg Diazepam (1 Amp. i.m. oder i.v. oder Tbl.) gegeben werden. Ein Plan für die weitere Einnahme von Analgetika ist sinnvoll (z. B. ASS 500, Tramal long Kps., Metamizol).

Ergotamin (Cafergot N Supp. 2 mg Ergotamin+100 mg Coffein) gilt als Mittel der Reserve. Nachteile: Tagesmaximaldosis von 4 mg und Wochenmaximaldosis von 6 mg ([14], S. 391 und [1], S. 1428), so daß der Einsatz im Notfalldienst nicht empfohlen wird (unkontrollierte, häufige Einnahme, *Cave:* Kombinationen!).

Sumatriptan: Auch von der Anwendung von Sumatriptan (Imigran) im Notfalldienst bei Migräneanfällen wird wegen gefährlicher Nebenwirkungen und Wechselwirkungen (mit Ergotamin) abgeraten ([1], S. 1429). Eine Therapie mit diesen Mitteln bleibt dem Hausarzt überlassen.

Allgemeinmaßnahmen können angeordnet werden, wie Bettruhe im abgedunkelten Zimmer.

Schmerzen des Bewegungsapparates

Therapie des Autors in *besonders schweren Fällen*
1 Amp. = 10 mg Paspertin i.v.
2 Amp. = 1 g Aspisiol i.v.
1 Amp. = 100 mg Tramal s.c.
1 Amp. = 10 mg Diazepam i.m.
Bettruhe im dunklen Zimmer, Vorstellung beim Hausarzt zur Frage der Anfallprophylaxe.

4.2 Schmerzen des Bewegungsapparates

4.2.1 Thoraxschmerzen

Schmerzen der unterschiedlichsten Genese im Brustkorb werden vom Kranken angstbesetzt mit „Herzschmerzen" bezeichnet. Beobachtung und klinische Untersuchung lassen eine Arbeitshypothese zu. Echte Stenokardien und Schmerzen, die von der BWS stammen, oder Zosterneuralgien sind schwer zu trennen.

Vorgehen
Bei freiem Oberkörper sucht man nach Druck- und Bewegungsschmerzen. Kann der Kranke tief durchatmen, oder schmerzt es bei einer bestimmten Stellung der Rippen? Ergeben sich aus der Anamnese und dem Schmerzcharakter Hinweise auf eine Angina pectoris (s. 5.1)?

4.2.2 BWS-Syndrom

Die Diagnose „BWS-Syndrom" umschreibt die Beschwerden, die im Thoraxbereich liegen und vom Bewegungsapparat stammen (Interkostalneuralgie, Rippenblockierung, Myalgie etc.).

Therapie
Gegen die Schmerzen gibt man Diclofenac (Voltaren dispers 50 mg oral 3mal tgl.) und zur Muskelrelaxation Diazepam 10 mg 1 Tbl. (die Verkehrstüchtigkeit wird herabgesetzt).

Alternativen: Andere Analgetika (Ibuprofen, Paracetamol plus Kodein = Nedolon P oder Paracetamol comp).
Anderes Muskelrelaxans: Mydocalm Tbl.
Manchmal verlangt der Patient eine Spritze. Er wird über die gleich gute Wirkung wie bei der oralen Therapie aufgeklärt und nur, wenn er dann noch auf einer Spritze beharrt, gibt man

Diclofenac 1 Amp. i.m. oder
Diclofenac 1 Amp. + Diazepam 1 Amp. i.m. (Mischspritze) oder
Diclofenac 1 Amp. + Dexamethason (Dexa) 4 mg 1 Amp. in der Mischspritze i.m.

4.3 Rückenschmerzen

Geschlechtsunabhängig klagen 50% der Menschen über „Kreuzschmerzen", 25% über zervikale und 12% über thorakale Schmerzen der Wirbelsäule. Der Wetterwinkel der Wirbelsäule, der lumbosakrale Übergang, ist auch im Notfalldienst unter den Diagnosen Lumbago, Bandscheibenschaden, Ischialgie, WS-Syndrom etc. ein häufiges Krankheitsbild. Rückenschmerzen können aber auch eine entfernt liegende Ursache haben. Die Wirbelsäule ist insgesamt eine funktionelle Einheit. Diese kann gestört sein durch

1. Veränderungen der Statik;
2. Veränderungen der Gelenkmechanik
   a) funktionell („Blockierung"),
   b) degenerativ,
   c) traumatisch,
   d) durch Entzündung,
   e) durch Tumor;
3. Muskel- und Sehnenerkrankungen
   a) funktionell (Verkürzung),
   b) durch Trauma (Kontusion),
   c) entzündlich (Tendinitis, Tendopathie);
4. psychische Ursachen (Somatisierung);
5. Erkrankungen anderer Organe (Projektionsschmerz).

Wegen der besonders hohen mechanischen Belastung der LWS-Kreuzbein-Region sind 95% aller orthopädischen Kreuzschmerzursachen degenerative Veränderungen. Der Kranke wird immer in die nächste Sprechstunde geschickt, damit seltenere Ursachen ausgeschlossen werden. Die Schonhaltung und die Schmerzausstrahlung geben diagnostische Hinweise.

Vorgehen

Fragen

- Ursache (Unfall?)
- Häufigkeit (schon mal gehabt?)
- Schmerzlokalisation (wo tut es weh?)
- Schlimmer beim Husten? (Hinweis auf intrathekale Erkrankung)
- Strahlen die Schmerzen dann besonders ins Bein aus? (Hinweis auf Nervenwurzelirritation)
- Schlimmer beim Gehen? (besonders bei degenerativen Veränderungen, Entzündungen, Metastasen)
- Im Liegen besser? (bei degenerativen Veränderungen, Bandscheibenschäden)
- Sind die Schmerzen immer an derselben Stelle? (springende Schmerzen bei Systemerkrankungen)
- Welche Medikamente wurden schon eingesetzt? Wann?
- Sind anderer Organe erkrankt (BWS/Herz, HWS/Migräne)?
- Nervenschäden (Taubheitsgefühl, Inkontinenz, Muskelschwäche, Lähmungen)?

Klinische Untersuchung,
- Muskulatur (Hartspann),
- Muskelansätze (Tendinosen),
- Sehnen und Sehnenscheiden (Tendovaginitis),
- Gelenke (Schonhaltung, Bewegung aktiv/passiv, Blockierungen, Entzündungszeichen),
- Schmerzart (Triggerpunkte: ausstrahlender Schmerz durch Druck auf bestimmte Punkte auslösbar),
- neurologischer Status (z. B. Lasègue-Zeichen, mit geschlossenen Augen auf der Stelle treten lassen).

Therapie
Am Untersuchungsergebnis orientiert sich die Therapie nach 3 Möglichkeiten:

1. Bandscheibenvorfall durch neurologische Ausfälle klinisch wahrscheinlich: Analgetika (Diclofenac), stationäre Einweisung.
2. Bandscheibenvorfall ohne neurologische Symptome *und*
3. alle anderen möglichen Diagnosen des Bewegungsorgans („WS-Syndrom") werden ruhiggestellt, analgetisch-muskelrelaxierend therapiert (s. unten) und zur weiteren Diagnostik dem Hausarzt vorgestellt.

Therapie der Rückenschmerzen

Leichter Schmerz: oral: Paracetamol 500–1000 mg oder ASS 500–1000 mg
 oder Diclofenac 50–100 mg;
stärkerer Schmerz: Diclofenac oral 100 mg, Tramadol 50 mg;
stärkster Schmerz: Diclofenac oral 100 mg, Tramadol 100 mg;
 oder Aspisol i.v. bis 1 g (2 Amp.)+Tramadol 100 mg s.c.
 oder Valoron N oral;
mit Muskelhartspann: wie oben+Diazepam oral 10 mg;
aktivierte Arthrosen: wie oben+Kortison (Decortin 20 mg oral);
Entzündungen der Gelenke: ohne Therapie dem Chirurgen vorstellen.

Alternative zu

Diclofenac: Indometacin 100 mg (Amuno) ist stärker wirksam, hat aber mehr unerwünschte Wirkungen; Meloxicam (Mobec) besser verträglich, länger wirksam.
Diazepam: Tetrazepam (Musaril, schwächer und kürzer wirksam).
Tramadol, Valoron N: DHC 60 mg, Katadolon.

Die Akuttherapie wird bis zur Vorstellung beim Hausarzt fortgeführt.

Besonderheiten. Bei einer psychogenen Überlagerung des Schmerzes ist eine Kombination mit niedrig dosierten Antidepressiva auch schmerzlindernd wirksam (25 mg Saroten abends).

Akute Schmerzen der HWS („akuter Schiefhals"): Diclofenac 100 mg + Diazepam 10 mg oral oder in der Mischspritze i.m.

Ein HWS-Schleudertrauma muß geröntgt werden, und die HWS wird zusätzlich zur analgetischen Therapie in einer Halskrawatte nach Schanz ruhiggestellt.

4.4 Weichteilrheuma

Definition s. auch [2], S. 430.

Sammelbegriff für Schmerzen des Bewegungsapparates, die sich nicht Gelenken zuordnen lassen (Myosen, Tendinosen, Insertionstendinosen, generalisierte Myotendopathie = Fibromyalgie, Bursopathien, Periarthropathien). Als Ursachen werden degenerative, funktionelle und entzündliche Prozesse angeschuldigt.

Der Weichteilrheumatismus ist beim Kranken gefürchtet, da er ihn mindestens teilweise immobilisieren kann; die oft heftigen Schmerzen werden als bedrohlich empfunden. Das Beschwerdebild ist schillernd, die Ursache oder die exakte Diagnose oft nicht zu finden.

Vorgehen

Anamnese. Überlastet? Fehlbelastet? Kältereiz? Häufiger? Andere Krankheiten?

Klinische Untersuchung
Myalgien, Druckdolenzen, Bewegungseinschränkungen, Krämpfe, Schonhaltungen.

Therapie
Nach der Arbeitshypothese wird therapiert.

Frisches Trauma oder Überlastungsschaden: Kälteanwendung (Anwendungszeit begrenzen: 2- bis 3mal 10 min) auf die schmerzende Stelle.

Chronische Beschwerden: Wärmeanwendung (Heizkissen).

Je nach Schmerzen und Befund (Schwellung): Ruhigstellen, Salbenverband mit elastischer Binde (Voltaren Emulgel, Dolobene, Heparin, Traumon auch als Spray etc. – sog. „Sportsalben", oft in der Hausapotheke vorrätig). Oral und/oder parenteral Diclofenac. Alternativ: Diclofenac mit Diazepam kombiniert, oder Ibuprofen; in leichteren Fällen auch ASS oder Paracetamol, Paracetamol comp (mit Kodein).

4.5 Gelenkschmerzen

Sie sind oft mit erheblichen Beschwerden verbunden, und das betroffene Gelenk kann nicht bewegt werden.

Vorgehen

Genaue Anamnese der Ursache der Schmerzen erheben. Falls ein Trauma angegeben wird, ambulant dem Chirurgen vorstellen, bei Arbeitsunfällen zwingend (D-Arzt, Röntgen), besonders aber, wenn Blut im Gelenk vermutet wird (Erguß, Schwellung, Punktionen nur vom Erfahrenen).

Arthrosen. Sind im „aktivierten" Zustand schmerzhaft. Therapie mit Diclofenac 100 mg. Supp. Oder Arthotec akut.

4.5.1 Arthritis

Definition

Gelenkentzündung unterschiedlicher Ursachen mit Schmerzen, Schwellung, Überwärmung, Bewegungseinschränkung, Erguß, Rötung.

Vorgehen

Wegen der oft erheblichen Folgen einer Arthritis (Gelenkzerstörung) wird jede unklare Arthritis einem Chirurgen oder Orthopäden (ambulant) vorgestellt.

Gelenkschmerzen 65

4.5.2 Gichtanfall

Definition

Kristallablagerungen in bradytrophen Geweben.

Klinik

Handelt es sich hierbei um Gelenke, kann aus voller Gesundheit ein starker Schmerz auftreten. Ein akuter Gichtanfall ist weit seltener als die Hyperurikämie. Meist sind Männer und das Großzehengelenk (Podagra) befallen. Frauen im gebärfähigen Alter (Östrogene) haben keine Gichtanfälle. Es kann jedes Gelenk befallen werden. Bei der klinischen Untersuchung finden sich alle Entzündungszeichen, blaurote, teigige, sehr schmerzhafte Schwellung. Die Schmerzen sind so stark, daß der Kranke keine Erschütterung oder Berührung verträgt. Das Allgemeinbefinden ist beeinträchtigt.

Vorgehen

Auch wenn es eine Arthritis anderer Genese sein sollte (Kontrolle beim Hausarzt), ist die Anfangstherapie hochdosiert NSAR (Diclofenac, Voltaren Dispers 50 mg; Beginn 2 Tbl., dann alle 5 h 1 Tbl. in Wasser auflösen; alternativ ist jedes NSAR geeignet).

Erwartet der Patient wegen seiner starken Schmerzen eine Spritze, sind auch 1 oder 2 Amp. (75-150 mg) Diclofenac i.m. möglich – auch in Kombination mit 8 mg Kortison (Dexamethason). Es wird ein Medikamententagesplan erstellt (alle 6 h 50 mg Diclofenac). Alter des Patienten beachten! Die Dosis wird täglich gekürzt, da der Anfall nur wenige (2-5) Tage dauert.

Allgemeinmaßnahmen: Bettruhe, entzündetes Gelenk hochlagern, viel trinken. Strenge Diät (kein Alkohol, kein Fleisch).

Verbände, Salben und physikalische Therapien nützen nichts! Vorstellung beim Hausarzt, der später mit Allopurinol therapiert.

Alternative (nur beim Gichtanfall wirksam): Colchicin (Cholchicum Disp. 0,5 mg jede Stunde 1 Tbl. bis maximal 8 mg = 16 Tbl. in 24 h, Tabletten dann schnell reduzieren). In schweren Fällen auch 50 mg Kortison zusätzlich (einmalig 50 mg Decortin Tablette).

4.6 Bauchschmerzen

Beschwerden und Schmerzen im Abdomen können viele unterschiedliche Ursachen haben, die im Notfalldienst nur annähernd eingeschätzt werden können. Eine diagnostische Zuordnung ist daher nicht das Ziel, sondern die Gefährlichkeit des Krankheitsbildes muß abgeschätzt werden. Hier ist es besonders schwer, Anamnese, Symptome, Ängste und Befund richtig zu werten.

Ursachen von Abdominalschmerzen

Gesamtes Abdomen. Enteritis, Ileus, Verletzungen (stumpfes Bauchtrauma), Perforationen, Peritonitis, Blutungen, Tumoren, Colon irritabile, Diätfehler, Gefäßverschlüsse, Pyelonephritis (!).

Oberbauch. Cholezystopathie (Kolik), Gastritis, Ulzera, Pankreatitis; aber auch Herzinfarkt, Herzinsuffizienz mit Organschwellungen (Ödemen), Aszites, Pyelonephritis, Pneumonie (!).

Unterbauch. Appendizitis, Oophoritis, Harnleiterkolik, Hernien, akute Harnverhaltung, Zystitis, Dysmenorrhoe, Hodentorsion (!).

Diagnose

Aus der Anamnese, der Schmerzlokalisation und dem Untersuchungsbefund ergibt sich eine Verdachtsdiagnose.
Die Intensität und die vegetativen Begleitsymptome lassen die Schwere der Erkrankung abschätzen. Beachtet werden muß auch Wortwahl, Alter, Geschlecht, Nationalität und Charakter des Kranken.

Vorgehen

Anamnese. Seit wann? Je genauer der Kranke den Beginn der Schmerzen angeben kann, um so akuter ist das Ereignis. Kann der Patient sich die Schmerzen selbst erklären? Medikamentenanamnese: verändertes Schmerzerleben nach Medikamenten und/oder Medikamente als Ursache für Schmerzen (z. B. NSAR wie Diclofenac).

Bauchschmerzen 67

Sind die Schmerzen:

- Gleichbleibend? Spricht für Entzündung.
- Wellenförmig? Spricht für Kolik.
- Dumpf? Meist weniger gefährlich.
- Hell? Wie mit dem Messer gestochen? Spricht für Perforation, Ulkus.
- Unerträglicher Dauerschmerz? Spricht für frische Perforation, Peritonitis, akute Pankreatitis, akuten Gefäßverschluß.
- Wohin strahlt der Schmerz aus? Gibt Hinweise auf das betroffene Organ.
- Schlimmer nach dem Essen? Nach welcher Zeit? Spricht für Gastritis, Ulkus.
- Nahrungsunverträglichkeiten? Fett? Spricht für Gastritis, Gallenwegserkrankungen, Pankreatitis.
- Durchfall? Erbrechen? Spricht für (Virus)infekt.
- Bluterbrechen, Teerstuhl? Spricht für Ulkus, Tumor.

Untersuchung
Sie hat zum Ziel, das Punctum maximum des Schmerzes zu finden und damit eine Organdiagnose wahrscheinlich zu machen. Dabei liegt der Patient auf dem Rücken, der Arzt sitzt rechts von ihm und beginnt das Abdomen entfernt vom angegebenen Schmerzpunkt zu perkutieren (Blähungen, Erschütterungsschmerz bei Peritonitis). Bei der anschließenden Palpation beobachtet er das Gesicht des Kranken, weil hier sofort Schmerzäußerungen erkennbar sind, und es wird nach Abwehrspannungen gesucht (Peritonitis). Vegetative Symptome (Schweiß, Tachykardie) und das Verhalten des Kranken runden schließlich das Bild ab. Dieser liegt z. B. mit angezogenen Beinen ganz still, spricht leise, atmet oberflächlich, oder er krümmt sich vor Schmerzen, will in die Knie-Ellbogen-Lage, will aufsitzen (Dyspnoe), aufstehen, ist unruhig, schreit, hat einen Alkoholfötor.

Aus diesen Einzelinformationen muß der Arzt ein Therapiekonzept entwickeln.

Therapie

1. In allen Fällen, die hochakut erscheinen und mit starker vegetativer Symptomatik einhergehen, wird der Kranke ohne Ver-

zögerung in Begleitung in eine chirurgische Abteilung eingewiesen. Therapie bis dahin: Verweilkanüle, Infusion (z. B. Ringer, Tutofusin).
2. Koliken werden zu Hause behandelt (s. 4.7).
3. Bei weniger akuten Fällen muß die Vermutungsdiagnose innerhalb 1 Tages überprüft werden.
4. Allgemeine Maßnahmen: Nahrungskarenz! Keine oder dosierte Flüssigkeitsaufnahme, Medikamentenpause, Belastungsverbot.
5. Medikamente nur bei gesichertem Krankheitsbild und nach strenger Indikation.

4.6.1 Diarrhö

Definition

Mehr als 2 ungeformte Stühle täglich ([6], S. 2428 ff.) mit den wechselnden Allgemeinsymptomen Fieber, Übelkeit, Erbrechen, Schmerzen, Meteorismus.

Unter den vielen Ursachen (Medikamente! u. a.) ist im Notfalldienst die *Gastroenteritis* (s. auch 4.6.2) häufig. Durchfall, Erbrechen und Fieber sind Zeichen einer infektiösen Gastroenteritis.

Ursachen von Durchfallerkrankungen

1. Infektiöse Ursachen:
   Viren, Bakterien, Parasiten, Würmer;
2. andere Infektionserkrankungen, die mit Durchfällen einhergehen:
   Scharlach, Virushepatitis, Grippe, septische Erkrankungen;
3. nichtinfektiöse Ursachen:
   Medikamente, Vergiftungen;
4. andere Ursachen:
   funktionelle Darmstörungen, Colitis ulcerosa, Nahrungsmittelallergie, Hyperthyreose.

4.6.2 Gastroenteritis

Infektion mit unterschiedlichen Erregern – Viren, Bakterien (Toxine), Parasiten. In unseren Breiten meist Viren (Rotaviren).

Die akute Diarrhö dauert meist nicht länger als einige (1-6) Tage; sie ist eine selbstlimitierende Krankheit.

Vorgehen

Anamnese, klinische Untersuchung und Inspektion des Stuhls ergeben eine vorläufige Diagnose. Allein die Blut- und Schleimbeimengungen im Stuhl lassen die Verdachtsdiagnose „Salmonellenenteritis" zu. Ein Erregernachweis (Stuhlprobe) wird für den nächsten Werktag angeordnet.

4.6.2.1 Infektiöse Gastroenteritis (bakterielle Lebensmittelvergiftung)

Definition

Schleimhautentzündung von Magen (Gastritis) und Dünndarm (Enteritis), die durch infizierte Lebensmittel verursacht wird (akuter Brechdurchfall). Erreger sind Salmonellen, Shigellen, Kolibakterien (Reisediarrhö).

Klinik

Plötzlicher Beginn mit hohem Fieber, starkem Erbrechen, Bauchschmerzen, Durchfall mit häufigen dünnen Stühlen, Schleim- und Blutbeimengungen; Exsikkose durch den Flüssigkeitsverlust (Wadenschmerz!). Je nach dem entzündeten Teil Erbrechen, Durchfall oder beides. Bei der Enterokolitis fehlt das Erbrechen. Liegt die Ursache des Durchfalls im Dünndarm, ist das Allgemeinbefinden beeinträchtigt, und es treten kolikartige Schmerzen im Oberbauch auf. Vom Kolon stammender Durchfall verursacht weniger Krankheitsgefühl, die „Abdominalkolik", der Schmerz im Unterbauch, führt dann zur Konsultation. Häufig haben die Kranken auch keine Schmerzen. In fast allen Fällen heilt die Entzündung ohne Medikamente in 2-3 Tagen aus.

Therapie

Falls der Kranke trinken kann, verwendet man als Elektrolytersatz Elotrans, bei Kindern Oralpädon. Wenn oral zugeführte Flüssigkeit erbrochen wird, muß eine Infusion (Wasser- und

Elektrolytersatz wie Ringer, Tutofusin etc.) angelegt werden, oder der Patient muß stationär eingewiesen werden.

Die Ernährung soll dann langsam mit leichtverdaulichen Stoffen (Kamillentee, Zwieback, geriebener Apfel, Banane) wieder aufgebaut werden.

Von den Antidiarrhoika kann Kohle (Kohle-Compretten) einen Nutzen haben. Andere Mittel – z. B. Loperamid (Imodium) – sind nur selten angezeigt, da sie lediglich die Funktion des Darmes drosseln. Dadurch werden die Durchfälle zwar seltener, der Krankheitsverlauf aber nicht positiv beeinflußt.

Antibiotika verzögern den Heilverlauf, sie sind in unseren Breiten nicht indiziert.

Vorgehen

1. In einfachen Fällen verordnet man eine Diät aus Zwieback, Salzstangen und Mineralwasser (oder Kamillentee mit Traubenzucker und einer Prise Salz, Cola) für einige Stunden bis 1 Tag.
2. Muß der Wasser- und Elektrolytverlust ausgeglichen werden, kann man Elotrans (Glukose-Elektrolyt-Gemisch) verordnen.
3. In schweren Fällen wie oben, zusätzlich Bettruhe, bei kolikartigen Schmerzen Buscopan R parenteral.
4. Bei über 2 Tagen anhaltendem Krankheitsbild ist der Befund zu kontrollieren; der Erreger kann durch eine Stuhlprobe nachgewiesen werden.

Sonderfall Greise. Sie sind wegen eines schnelleren Elektrolyt- und Wasserverlustes mit nachfolgender Niereninsuffizienz und Hirnleistungsstörungen besonders zu überwachen und ausreichend zu rehydrieren.

Sonderfall Kinder. Ältere Kinder erhalten das Erwachsenenschema, Kleinkinder werden mit Oralpädon (Glukose-Elektrolyt-Gemisch) rehydriert. Kinder unter 2 Jahren reagieren auf Störungen ihres Elektrolyt- und Wasserhaushaltes besonders empfindlich. Sie sind sorgfältig zu therapieren und zu überwachen, Kinder unter 1 Jahr im 2-h-Abstand. Sie sind bei „Brechdurchfall" sofort in eine Kinderklinik einzuweisen.

Gutes Hausmittel bei Kleinkindern: Salzstangen und Cola (Pepsi oder Coca). Cola enthält Bikarbonat, Kohlenhydrate, Natrium, Kalium. Das enthaltene Coffein begrenzt die Dosis.

Auch Säuglinge werden mit Oralpädon rehydriert, etwa 6 h lang. Sie brauchen 150 ml Flüssigkeit pro kgKG und 24 h. Danach wird die Nahrung („Heilnahrung") wieder stufenweise innerhalb von 2 Tagen aufgebaut, also die Pulvernahrung doppelt verdünnen. Dann soll das Kind wieder altersentsprechend ernährt werden. Immer Flüssigkeit (Tee) zusätzlich geben.

4.6.3 Intestinale Blutung

Klinik

Der Patient liegt, ist blaß, schweißig, schwach, unruhig, spricht leise, der Schmerz steht nicht im Vordergrund; er klagt über Übelkeit, Erbrechen, Durchfall, Durst, Angst.

Vorgehen

Anamnese: Seit wann, wo tut es weh, wie sieht das Erbrochene aus, Stuhl schwarz, stinkt süßlich, faulig? Medikamente?

Während der Fragen kurze Untersuchung: Ist der Puls schnell, schwach? Das Abdomen ist eher uncharakteristisch, manchmal aber Druckdolenz, die eine Vermutungsdiagnose zuläßt. Der Schweregrad der Erkrankung wird abgeschätzt und durch kurze Anamnese und Untersuchung die Ursache der Blutung gesucht. Für diese Maßnahmen wird man je nach Schweregrad (RR und Puls!) nur wenige Minuten benötigen. Dann Transport und Einweisung in eine chirurgische Klinik mit dem NAW (oder selbst begleiten). Den Krankenhausarzt anrufen! Die verbleibende Zeit wird genutzt zum:

1. Beruhigen und Erklären,
2. Anlegen der Infusion, Verweilkanüle,
3. kurze Dokumentation der Befunde RR, Puls, Vermutungsdiagnose.
4. Bei Schock: lagern (Oberkörper flach, Beine um 10 Grad zur Unterlage erhöhen).
5. Keine Medikamente.

4.6.4 Meteorismus

Blähungen können erhebliche Schmerzen verursachen, besonders bei Kleinkindern. Meteorismus tritt häufig bei Säuglingen auf, die auf andere Nahrung umgestellt werden. Die Diagnose ist durch Anamnese, Palpation und Perkussion leicht zu stellen.
Therapie: Dimeticon (Lefax, reichlich kauen, 2 Tbl. mehrmals), oder mit MCP kombinieren (nicht bei Kindern unter 14 Jahren).
Kinder: Dimeticon (Lefax flüssig, sab simplex), gegebenenfalls Paracetamol.

4.6.5 Funktionelle Oberbauchbeschwerden

Auch als chronische Gastritis bezeichnet; Funktionsstörungen der Magenmuskulatur.

Vorgehen

Die Diagnose ist einfach: unbestimmtes Beschwerdebild, nicht sicher lokalisierbarer Druckschmerz, meist im Epigastrium, der Patient klagt, ist aber nicht krank. Therapie: MCP, Diazepam.

4.6.6 Akute Gastritis

Klinik

Appetitlos, pappiger Geschmack, Völlegefühl, Aufstoßen, Übelkeit, Brechreiz, Sodbrennen, dauerhafte drückende Schmerzen im Epigastrium, die durch Essen nicht behoben werden. Häufig zusätzlich Duodenitis, Enteritis.

Therapie

Diät (trockenes, altes Brot, Zwieback, Haferflocken mit Wasser zu Schleim gekocht, Kamillentee, Wasser). Medikamente: MCP, Diazepam, überschüssige Säure binden (Maalox 70; [1], S. 19).

Bauchschmerzen

4.6.7 Ulcus ventriculi, Ulcus duodeni

Klinik

Druck- und Völlegefühl nach den Mahlzeiten, Sodbrennen und Erbrechen von saurem Mageninhalt, Schmerzen im Oberbauch.

Therapie

Antazida (Maalox 70), H_2-Blocker (Ranitidin). Bei Schmerzen zusätzlich Analgetika (Paracetamol comp, Tramal, Valoron N), gastroskopische Diagnosesicherung anordnen! Komplikationen: Blutung, Perforation!

4.6.8 Stuhlverhaltung (Obstipation)

Definition

Verzögerte Kotentleerung; weniger als 3 Defäkationen pro Woche.

Vorgehen

Die Anamnese muß klären, ob eine behandlungsbedürftige Obstipation besteht (8 Tage oder länger). Da die meisten Patienten eine Therapie fordern, verordnet man Lactulose, Flüssigkeit und die Vorstellung beim Hausarzt.

Therapie (falls überhaupt notwendig)

1. Bei Diätfehler, wenig Beschwerden:
   Bewegung, reichlich Trinken (2–3 l), Lactulose (1 Eßlöffel, für Kinder und Schwangere geeignet), Bisacodyl 10 mg abends oral (Supp. möglich, Dulcolax);
2. Passage verzögert, wenig Beschwerden:
   reichlich trinken, rektal Microklist oder Practo-Clyss, Diagnostik anordnen!
3. Analfissur (der Stuhlgang wird bewußt unterdrückt wegen der Schmerzen):
   Behandlung mit Hämorrhoidalsalben.
4. Medikamentenfolge (z. B. Kodein, Morphium, Antidepressiva):

Therapie wie unter 1.

Bei Kindern gibt man Microklist rektal (Sorbit, Na-Zitrat, Na-Laurylsulfoazetat), wirkt nach 15 min.

4.6.9 Akutes Abdomen

Sammelbegriff für lebensbedrohliche Erkrankungen des Bauches. *Gemeinsamkeit:* Plötzlich einsetzende Schmerzen im Abdomen mit vegetativen Symptomen.

Leitsymptome

- Übelkeit, Erbrechen,
- Minderung der Peristaltik,
- Abwehrspannung,
- schlechter Allgemeinzustand,
- Schock,
- Angst,
- Fieber,
- kalter Schweiß.

Mögliche Fehldiagnosen

- Herzinfarkt,
- Pneumonie, Pleuritis,
- Diabetes (Koma),
- Pyelonephrtitis, Koliken (diese führen häufig zu Erbrechen).

Vorgehen

Der Arzt im Notfalldienst soll keine Zeit mit differentialdiagnostischen Überlegungen vertun, sondern den *Schweregrad des Zustandes* bestimmen und entsprechend handeln: Einweisung in eine chirurgische Abteilung organisieren – falls nötig mit dem NAW oder selbst begleiten. Der Kranke darf nichts mehr oral zu sich nehmen, auch keine Medikamente. Der Arzt kann die Zeit bis zum Eintreffen des Krankenwagens nutzen, nach eingenommenen Medikamenten zu fragen, eine Infusion (Ringer) anzulegen und den Kranken zu beruhigen. Der Krankenhausarzt sollte telefonisch informiert werden.

Eine Schmerztherapie ist bei längerem Transport notwendig. Sie wird mit Metamizol langsam i.v. durchgeführt. Falls notwendig, kann auch Diazepam i.v. gegeben werden. Keine Opiate.

Bei akutem Abdomen erfolgt stationäre Einweisung ohne Zeitverzug.

4.6.9.1 Akute Pankreatitis

Autolyse des Pankreas.

Klinik

Übelkeit, Erbrechen, Oberbauchbeschwerden bis zu schwersten Abdominalschmerzen, Ausstrahlung in den Rücken, Meteorismus, Bauchdeckenspannung, Ileus, Kreislaufschock, Fieber.

Aus der Anamnese geben Alkoholabusus und Cholezystopathie Hinweise. Die Abwehrspannung ist elastisch, „Gummibauch".

4.6.9.2 Mesenterialvenenthrombose, Mesenterialarterieninfarkt

Besonders dramatisch bei Jüngeren und uncharakteristisch bei sehr Alten verlaufen die akuten Gefäßverschlüsse im Abdomen. Sie sprechen besonders schlecht auf Analgetika an.

4.6.9.3 Ulkus, Perforation und gedeckte Perforation

Die Perforation ist eine der häufigeren Ursachen für ein akutes Abdomen. Der Arzt wird gerufen, weil plötzlich ein messerscharfer Oberbauchschmerz auftrat, der schnell zunimmt (Peritonitis) und bald das gesamte Abdomen befällt. Da bei tiefer Atmung und beim Husten die Schmerzen zunehmen, versucht der Kranke durch flache Atmung sein Zwerchfell ruhig zu halten. Er zieht die Beine an. Facies abdominalis, vegetative Symptome (Schweiß, Angst, Blässe).

Anamnese. Ulkus bekannt? Medikamente? Bei der Untersuchung fällt ein brettharter Bauch mit erheblicher Abwehrspannung auf.

Sonderfall gedeckte Perforation. Die geschilderte Symptomatik ist nicht so ausgeprägt, langsamer Beginn.

Sonderfall Greise. Bei sehr alten Menschen treten erheblich geringere Symptome auf.

4.6.9.4 Ileus

Störung bis Stopp der Darmpassage.
Ursache entweder Darmlähmung oder Darmverschluß, mechanisch oder funktionell (paralytisch).

1. Der **paralytische** Ileus, die häufigere Form, wird meist verursacht durch andere Erkrankungen (Nierenkolik). Eine Therapie ist meist nicht notwendig, das Grundleiden wird behandelt.
2. Der **mechanische** Ileus ist eine Lumenverlegung durch Fremdkörper, Nahrung, Strangulation, Invagination, Tumor. Ohne Therapie ist er tödlich.

Klinik
Akuter Beginn (oder langsam bei Subileus) mit Übelkeit, Erbrechen, Meteorismus mit Stuhlverhaltung, kolikartigen Schmerzen, Schock.
Paraumbilikale Koliken wechselnder Intensität, verfallenes Aussehen, Singultus, Schockzeichen.

Vorgehen
Anamnese, Palpation (Abwehrspannung), Bruchpforten, rektale Untersuchung, Perkussion, Auskultation. Therapie: Nahrungskarenz, Infusion, stationäre Einweisung (Chirurgie).

Untersuchung. Narben? Abdomen eher gering druckdolent – wohl aber bei einer Durchwanderungsperitonitis und bei Strangulation.

Auskultation. Keine oder nur spritzende Darmgeräusche. Stuhlabgang ist eine zweitrangige Information.

Komplikation
Drosselung der Blutzufuhr. Je höher der Verschluß, desto stürmischer der Verlauf und die Symptome.

4.6.9.5 Appendizitis

Entzündung des Wurmfortsatzes. Die akute Appendizitis ist die häufigste Abdominalerkrankung im Jugendalter.

Klinik: Übelkeit, Erbrechen, Bauchschmerzen (meist im Epigastrium beginnend, später im rechten Unterbauch), Fieber. Bei sehr alten Menschen ist die Symptomatik schwächer!

Bei der Untersuchung Druckschmerz am McBurney-Punkt (Mitte zwischen Nabel und Darmbeinstachel rechts), bei der rektalen Untersuchung Schmerz im Psoasgebiet rechts und beim Heben des rechten Beines gegen Widerstand; lokale Abwehrspannung. Wichtig: Perkussionsschmerz über McBurney und Erschütterungsschmerz beim Springen (Hüpfen).

Therapie: Appendektomie, stationär Chirurgie.

Der Arzt wird gerufen, weil schon gestern der Magen weh getan habe, heute schmerze der rechte Unterbauch, Übelkeit, Erbrechen, Krankheitsgefühl, krankes Aussehen.

Untersuchung
Druckschmerz im rechten Unterbauch, bei der Perkussion Erschütterungsschmerz, beim Springen heftige Schmerzen. Der Untersuchungsbefund ist schillernd, typische Zeichen fehlen oft – insbesondere bei älteren Patienten. Das Perforationsrisiko in den ersten 48 h nach Symptombeginn ist im Alter unter 10 und über 50 Jahren besonders hoch.

Vorgehen

1. Klopf- und Erschütterungsschmerz sprechen für einen Reiz des Peritoneums, zusätzlich Fieber und schweres Krankheitsgefühl: stationär einweisen.
2. Leichter Druckschmerz, keine vegetativen Symptome: Nahrungskarenz, Eisbeutel, Nachuntersuchung nach einigen Stunden.
3. Laborwerte (Leukozytenzahl), Urinbefund, Körpertemperatur etc. sind zweitrangige Informationen.

Fehldiagnose
Adnexitis.

Wird bei „Verdacht auf Appendizitis" nicht stationär eingewiesen, muß mehrfach täglich nachuntersucht werden!

4.7 Koliken

Definition

Schmerzhafter Krampf glatter Muskulatur eines Hohlorgans (gegen einen Widerstand) (Magen/Darm, Harnwege, Gallenwege, Uterus).

Klinik

Vegetative Begleitsymptome: Übelkeit, Brechreiz, Erbrechen, Schweißausbruch, evtl. Kollaps.

Im Gegensatz zu entzündlichen Erkrankungen, bei denen der Patient ruhig liegt, ist der Kranke mit einer Kolik unruhig, läuft herum, wälzt sich, schreit etc. Die Schmerzen beginnen plötzlich aus dem Wohlbefinden heraus, verlaufen wellenförmig mit (fast) freiem Intervall. Das Punctum maximum und damit die Organdiagnose läßt sich fast immer sicher palpieren:

- bei der Kolik der ableitenden Harnwege entlang dem Ureterenverlauf bis in die Hoden oder Labien ausstrahlend,
- bei der Gallenblasenkolik unter dem rechten Rippenbogen.

Im Bereich des linken Abdomens ist die Diagnose einfacher, weil nur das Kolon noch Ursache für Schmerzen sein könnte, rechts zusätzlich die Gallenwege.

Vorgehen

Bei allen Koliken gleich. Diagnose sichern, falls das nicht gelingt, wartet man die Wirkung der Therapie ab und beurteilt den Zustand des Patienten neu.

Koliken

4.7.1 Therapie der Kolik

1. Nitroglyzerin: Nitrolingual Pumpspray 2 Sprühstöße oder Zerbeißkapseln (0,8 mg darf bis 4 Sprühstöße = 2,4 mg erhöht werden, stärker wirksam als Butylscopolamin = Buscopan; [1], S. 82).
2. Hinlegen, beruhigen.
3. Novaminsulfon (Novalgin) 2,5 g = 5 ml langsam i.v. (Schockgefahr beachten).

Alternativen

1. statt Nitroglyzerin:
   a) Nifedipin (10-20 mg Adalat) kauen und schlucken,
   b) Buscopan 1 Amp. i.v;
2. statt Metamizol = Novaminsulfon allein:
   a) Metamizol = Buscopan in der Mischspritze,
   b) Tramadol (Tramal 100 mg) i.v., gegen Erbrechen zuvor MCP i.v.,
   c) Diclofenac 75-150 mg (1-2 Amp.) i.m. und oral weiter mit 3- bis 4mal 50 mg pro Tag.
3. Opiate wie Dipidolor oder Dolantin nur in Ausnahmefällen.

Weiterbehandlung

4. Alle 6 h 1 g Novaminsulfon = Metamizol (Novalgin) Supp.;
5. zur Nacht 10 mg Diazepam.
6. Verhaltensregeln:
   Aufklären, daß weitere Koliken folgen können.
   Bei Harnleiterkolik: viel trinken, bewegen, warm halten, urinieren durch ein Sieb, damit der Stein gefunden wird und analysiert werden kann.
7. Weiterbehandlung beim Hausarzt anordnen, weil die Muskulatur ermüden und sich eine Hydronephrose entwickeln kann.

Alternativen zur Weiterbehandlung

Statt Novalgin 1 g rektal alle 5 h 0,5 g als Tablette, zusätzlich Butylscopolamin (Buscopan) rektal oder oral alle 5 h – wird aber nur zu ca. 5% resorbiert.

Kombination aus Propyphenazon+Drofenin+Kodein (Spasmo-Cibalgin compositum S supp. ([55], Kap. E 14-2)).

4.7.2 Kolik der ableitenden Harnwege

Die Peristaltik der ableitenden Harnwege erfolgt durch Spontankontrakturen der glatten Muskulatur, Schrittmacher sind die Nierenkelche mit 6–8 Kontrakturen pro Minute.

Stören Steine entsprechender Größe durch Alteration der ableitenden Harnwege die Peristaltik, folgt ein lokaler Spasmus und eine Überdehnung der zentralen Anteile.

Kommentar zur möglichen Therapie

Klassische Spasmolytika wirken kaum an den ableitenden Harnwegen, gut aber an der Blase. Kalziumantagonisten (Nifedipin) hemmen die mechanische Aktivität.

Prostaglandin steigert die Kontraktionsfrequenz. Eine Druckerhöhung im Nierenbecken stimuliert die Prostaglandinsynthese, daher bessern Prostaglandinsynthesehemmer (Diclofenac) die Schmerzen.

Morphinderivate steigern den Tonus der glatten Muskulatur.

4.7.3 Gallenkolik

Meist durch Gallensteine (Cholezystolithiasis) bedingtes Passagehindernis der Gallengänge (Choledocholithiasis). Häufig nach fettreicher Mahlzeit (Weihnachten) Oberbauchkolik rechts.

Untersuchung

Druckempfindlichkeit unter dem rechten Rippenbogen mit lokaler Abwehrspannung, manchmal vergrößerte Gallenblase tastbar.

Komplikationen

Verschlußikterus, Perforation, Gallensteinileus.

4.8 Leistenschmerzen

Die häufigsten Ursachen sind

- Hernien,
- Gelenkschmerzen (Koxarthrose, Weichteilrheuma, Frakturen),
- akuter Hoden.

4.8.1 Hernie

Definition

Eingeweidebruch mit sackartiger Ausstülpung des parietalen Bauchfells, u. a. Hernia inguinalis („Leistenbruch").

Klinik

Die Schmerzen sind oft bei großen Weichteilbrüchen gering. Eine Vorwölbung ist verdächtig auf eine Leistenhernie (Spontanaustritt von Eingeweiden durch eine Bauchwandlücke). Bei Schmerzen und Krankheitsgefühl kann es eine eingeklemmte Hernie sein, die *sofort* operiert werden muß. Wenn es zur Einklemmung kommt, treten alle Symptome des akuten Abdomens auf.

Vorgehen

Inspektion, Palpation der Bruchgeschwulst, der Bruchpforte, Prüfen beim Husten (intraabdominale Druckerhöhung). Frage: Reponibel (zurückdrückbar) oder nicht. Bei Inkarzeration (Brucheinklemmung) ohne weitere Maßnahme sofort stationär in die Chirurgie.

4.8.2 Gelenkschmerzen

Bei alten Menschen kann auch nach geringfügigem Trauma eine Oberschenkelhalsfraktur die Schmerzen verursachen. Das Bein liegt in Fehlstellung; Zug, Stauchung und Bewegung sind schmerzhaft.

Vorgehen

In Zweifelsfällen immer röntgen lassen. In allen anderen Fällen darf bis zur nächsten Sprechstunde gewartet werden, da die häufigste Ursachen bei jungen Leuten Insertionstendopathien und bei Älteren eine Koxarthrose (behandeln mit Ibuprofen 800 mg) sind.

4.8.3 Akuter Hoden

Definition

Schwellung einer Skrotalhälfte.

1. Ohne Schmerz, prall elastisch geschwollen:
   Als Hydrozele oder sonstiger (malignomverdächtiger) Tumor in die nächste Sprechstunde schicken.
2. Mit Schmerzen, die beim Anheben des Hodensackes nachlassen, Fieber und Entzündungszeichen (aber fast nie bei Jugendlichen und nie bei Kindern): Epididymitis/Orchitis.
   Therapie: Hoden hochlagern (oder Suspensorium), Antibiotika (Penizillin 3mal 1 Mio. I.E.), kühle Umschläge.
3. Hodentorsion: höchst schmerzhaftes Krankheitsbild, gelegentlich sogar unter dem Aspekt eines akuten Abdomens (in der Vorpubertät auch ohne Schmerz!):
   Sofort zur Operation einweisen. Der Hoden ist nach kurzer Zeit (Stunden) durch Arterienverschluß schon nekrotisch und muß bei verzögerter chirurgischer Intervention amputiert werden.

4.9 Akute Harnverhaltung

Abflußhindernis der Blase. Betroffen sind meist Männer mit einer BPH (benigne Prostatahyperplasie).

Sie kann ein akutes Abdomen vortäuschen. Der Kranke klagt über langsam schlimmer gewordene Unterbauchschmerzen. Die Blase steht bei der Palpation bis zum Nabel. Eine Entleerung (fraktioniert) durch einen Katheter ist sofort nötig. Gelingt das nicht, ist eine ambulante Vorstellung im Krankenhaus angezeigt.

4.10 Schmerzen im Analbereich

Der Kranke ruft den Notfalldienst, weil er Schmerzen hat oder weil es blutet. Bei Schmerzen wird die Ursache abgeklärt, meist Fissur oder Abszeß.

4.10.1 Analfissur

Längliches Ulkus im Analkanal mit entzündlichem Infiltrat, leicht blutend. Sofort beim Stuhlgang tritt ein heftiger Schmerz auf, der stundenlang anhalten kann. Ein stark erhöhter Sphinktertonus kann zu einem Krampf der Analmuskulatur führen. Die rektale Untersuchung ist daher kaum möglich, jedoch weisen Blutstreifen auf dem Stuhl auf eine Fissur hin. Durch Spreizen der Gesäßhälften mit beiden Händen kann man die Fissur oft sehen oder mit Wattestäbchen die Blutungsquelle suchen.

Therapie

2 ml Lokalanästhetikum (Bupivacain) unter die Fissur spritzen und/oder 3mal täglich mit Doloproct Salbe (15 g, Gemisch aus Lokalanästhetikum, Kortison und Antiseptikum) behandeln. Sorgfältige Analhygiene (kühles Wasser, milde Seife, keine Laxanzien, da breiiger Stuhl die Entzündung unterhält). Weiterbehandlung mit Analdehner (Hausarzt).

4.10.2 Abszeß

Schmerzhafte Schwellung im Analbereich mit allen typischen Zeichen der Entzündung. Eröffnen (nur bei Sachkenntnis, Verletzungsgefahr des Sphinkter!), Sitzbäder mit Kamille.

4.10.3 Hämorrhoiden

Das **Hämorrhoidalleiden** mit seiner wechselnden und oft entzündlichen Symptomatik kann im Notfalldienst kurzfristig mit

Kortison behandelt werden (Doloproct Salbe intraanal); kühle Sitzbäder mit Kamille und sorgfältige Analhygiene.

Auch das **Analekzem** kann kurzfristig so therapiert werden (Vorstellung beim Hausarzt, Mykose?).

Eine **perianale Thrombose** schmerzt meist sehr, die Kranken können nicht sitzen. Es imponiert ein bläulicher, druckschmerzhafter Knoten. Schmerz und entzündliche Schwellung müssen beseitigt werden. Das ist einmal durch Inzidieren und Ausdrücken möglich (Chirurgiekenntnis nötig), zum anderen durch kalte Sitzbäder mit Kamille und Haemo-Exhirud Salbe (Blutegelwirkstoff und Lokalanästhetikum). Bei stärkerem Schmerz zusätzlich Antiphlogistika (Ibuprofen 3mal 400 mg oral).

4.10.4 Analbluten

Diagnostische Schwierigkeiten gibt es bei *Blutungen* aus dem After oder Blut im Stuhl. Faustregel: Je heller rot das Blut ist, um so peripherer liegt die Blutungsquelle. Für das weitere Vorgehen ist die Anamnese wichtig:

Blut
1. auf oder im Stuhl,
2. hell- oder dunkelrot,
3. Menge;
ferner:
4. Schleimabgang,
5. Schmerzen.

Vorgehen

- Viel Blut (mehr als 2 Tassen) oder Teerstuhl:
  Sofort stationär einweisen, auch wenn es sich um eine Blutung bei Hämorrhoiden handelt.
- Analfissur: nur wenig Blut und schneidender Schmerz:
  Therapie s. 4.10.1.
- Wenig Blut und die Blutungsquelle bleibt unklar:
  Abwarten. Allerdings muß jede Blutungsquelle sicher diagnostiziert werden, auch wenn es am nächsten Tag nicht mehr blutet (Karzinom).

5 Herzerkrankungen

Herzerkrankungen sind häufiger geworden, seitdem die Menschen älter werden. Die Symptome sind in der Bevölkerung bekannt:

- Brustschmerz,
- Atemnot,
- Zyanose,
- Ödembildung,
- Leistungsschwäche,
- schnelle Ermüdung,
- Schwindel,
- Ohnmacht.

5.1 Notfälle durch Herzerkrankungen

Symptome

- Rhythmusstörungen,
- Thoraxschmerzen,
- Atemnot,
- Schock,
- Bewußtlosigkeit.

Die häufigsten Ursachen sind Herzinsuffizienz und Herzinfarkt.

Das Herz ist ein emotional stark beachtetes Organ, und daher werden die unterschiedlichsten Empfindungen und Beschwerden auch beim Gesunden als Zeichen einer Herzerkrankung gedeutet, sie werden in ihrem Erlebnischarakter als bedrohlich empfunden.

Besonders schwierig wird es, wenn in solchen Fällen echte Symptome einer kardiovaskulären Erkrankung hinzutreten.

5.1.1 Herzneurose

Bei einer Herzneurose findet man

- Panik,
- Tachykardie,
- Blutdruckerhöhung,
- Herzklopfen

als Symptome einer vegetativen Fehlsteuerung der unterschiedlichsten Ursachen (Angst, Panik, Depression!). Das Erleben dieser vegetativen Symptome wird als gefährliche Krankheit empfunden.

Vorgehen

Anamnese und Untersuchung deuten auf eine Überbewertung der Symptome. Der Patient wird durch die Untersuchung und durch Worte beruhigt. Meistens ist aber auch eine medikamentöse Beruhigung (Diazepam 10 mg oder Tavor expedit 2,5 mg oral, Propranolol 3mal 40 mg oral) notwendig.

5.1.2 Koronare Herzkrankheit (KHK)

Definition

Einengung oder Verschluß von Herzkranzgefäßen, dadurch verminderte Durchblutung des Herzmuskels (Mißverhältnis von Sauerstoffangebot und -bedarf).

Anamnese

- Sind die Beschwerden bei Belastung stärker?
- Verschwinden sie in Ruhe?
- Wie lange dauert das?

Sind die Symptome belastungsabhängig, und verschwinden sie nach Unterbrechung der Belastung schnell (Minuten), ist eine Herzerkrankung wahrscheinlich.

Dann müssen 3 Fragen beantwortet werden:
1. Was verursachte die Krankheit?
(Hypertonie, Arteriosklerose, Herzfehler?)
2. Was wurde zerstört?
(Herzmuskel, Klappen, Gefäße?)
3. Was ist die Folge?

Stenokardien (Angina pectoris) sind die Folge einer akuten Koronarinsuffizienz. Der Schmerz liegt meist retrosternal, setzt plötzlich ein, dauert wechselnd lange (Minuten), kann ausstrahlen (z. B. in den Arm), verursacht oft ein Engegefühl um den Brustkorb mit Atemnot bis zur Todesangst; er wird ausgelöst durch physische und/oder psychische Belastung. Erst das Mißverhältnis von Sauerstoffangebot und -bedarf bei koronarer Herzkrankheit verursacht den Schmerz. Die Angina pectoris ist weniger eine beginnende Koronarerkrankung als das Zeichen einer kritischen Stenose.

> **Merke**
> Die koronare Herzkrankung (KHK) hat durch Herzkranzarterienverengung Folgen für das Herz: Das Mißverhältnis zwischen Sauerstoffangebot und -bedarf führt bei zunehmender Belastung (Sympathikusaktivierung) zu charakteristischen Schmerzen.
> Weitere Folgen können sein: Insuffizienz, Lungenstauung, Arrhythmie, Einschränkung der Leistungsfähigkeit.

Vorgehen

Man gibt 2 Sprühstöße Glyzerintrinitrat (Nitrolingual Pumpspray). Die häufig prompte Besserung kann eine diagnostische Hilfe sein zur Trennung „noch Angina pectoris – noch nicht Infarkt" (und zur Therapie). Als weitere Maßnahme kann ein β-Rezeptorenblocker (Propranolol 3mal 40 mg oral) gegeben werden.

> **Merke**
> Eine Differentialdiagnose und -therapie kardialer Erkrankungen ohne EKG und Labordaten ist nicht möglich. Die Vorstellung in einer internistischen Ambulanz oder die stationäre Einweisung ist erforderlich.

5.1.3 Herzinfarkt

Definition

Verschluß einer Arterie des Herzens mit Nekrose der Muskulatur.

Diagnose

Die (Verdachts)diagnose muß immer bei der ersten klinischen Untersuchung gestellt werden. Der hinreichende Verdacht auf einen Herzinfarkt rechtfertigt alle unten genannten Maßnahmen. Sollte sich die Diagnose als falsch erweisen, ist der Schaden „unnötige Krankenhauseinweisung" sicher geringer als ein übersehener Myokardinfarkt.

Das Leitsymptom ist ein Druckgefühl (Enge) hinter dem Brustbein mit ausstrahlenden Schmerzen, die länger als etwa 30 min dauern. Angst, Vernichtungsgefühl und eine deutliche vegetative Symptomatik (niedriger Blutdruck, kleiner frequenter Puls, Blässe, kalter Schweiß) machen auch dem Laien klar, daß es sich um ein gefährliches Krankheitsbild handelt.

Komplikationen: Herzrhythmusstörungen (ventrikuläre Extrasystolen, Bradykardie, Tachykardie, Kammerflimmern), Herzinsuffizienz, kardiogener Schock.

Merke
Nur in 40% der Fälle ist ein Herzinfarkt an der „klassischen Klinik" zu erkennen:

1. Lang dauernde akute Schmerzen hinter dem Sternum, ausstrahlend in den linken Arm, zwischen die Schulterblätter (selten Abdomen) mit Kompressionsgefühl in der Brust; keine Schmerzlinderung einer Angina pectoris nach höchstens 15 min auf 2-4 Sprühstöße Nitroglyzerin.
2. Luftnot;
3. vegetative Symptome:
   a) Vernichtungsangst,
   b) kalter Schweiß,
   c) blaß,
   d) Erbrechen;
4. Blutdruckabfall;
5. Rhythmusstörungen (gefährlich!).

Fehldiagnose

Bei den weniger dramatisch verlaufenden Infarkten ist die Gefahr einer Fehldiagnose sehr hoch, z. B. stiller Infarkt bei Polyneuropathien (Diabetes). Auch eine Verwechslung mit einer Lungenembolie ist häufig, jedoch ist die Therapie außerhalb des Krankenhauses gleich.

5.1.3.1 Schmerzen aus kardiologischer Sicht

Ischämie ist immer eine notwendige Voraussetzung für Schmerz, der am Herzmuskel entsteht. Ohne Ischämie gibt es keinen Herzmuskelschmerz. Also ist die Ischämiebehandlung durch Entlastung der Herzarbeit und Verbesserung der myokardialen Durchblutung immer auch Schmerzbehandlung und steht an erster Stelle der therapeutischen Überlegungen. Schmerzen, die bei der koronaren Herzerkrankung entstehen, führen über Angst zur weiteren Ausschüttung von Adrenalin, das wiederum den Sauerstoffverbrauch erhöht und die Ischämie verstärken oder wenigstens unterhalten kann. Eine Schmerztherapie bei Koronarerkrankung muß diesen Circulus vitiosus unterbrechen. Die Anfallsbehandlung wird also zunächst mit 2 Sprühstößen Nitroglyzerin (Nirtolingual Pumpspray, auch als Zerbeißkapsel 0,8 mg) durchgeführt, ggf. wiederholt. Mit einer antianginösen Wirkung ist nach 2–4 min zu rechnen; die Wirkdauer bei sublingual appliziertem Nitroglyzerin liegt unter 1 h. Mit differentialdiagnostischen Überlegungen soll keine Zeit verloren werden.

„Was wie ein Infarkt aussieht, wird auch wie ein Infarkt behandelt."

Merke
Wenn die Diagnose Herzinfarkt von vornherein als hoch wahrscheinlich gilt, ist der erste Schritt der Behandlung immer die sublinguale Gabe von Nitroglyzerin.

5.1.3.2 Herzinfarkt – Erstbehandlung außerhalb des Krankenhauses

Akut wird eine Koronararterie verschlossen, weil sich ein Thrombus auf eine atherosklerotische Gefäßläsion aufsetzt.

Daraus ergibt sich das Vorgehen: Über einen venösen Zugang wird durch Heparin (5.000 E i.v.) der Blutgerinnungsablauf sofort blockiert und ein weiteres Wachstum des Thrombus verhindert. Azetylsalizylsäure (Aspisol® i.v.) hemmt die weitere Aggregation der Thrombozyten. Nitroglyzerin (Nitrolingual® Pumpspray, 2 Sprühstöße) wirkt antianginös und senkt den Druck im Pulmonalkreislauf. Gegen den Schmerz gibt man Morphin (als Ergebnis vieler Untersuchungen bleibt Morphin i.v. das Mittel der Wahl beim Infarktschmerz) 5 mg (= ½ Amp.), sehr langsam steigern bis maximal 10 bis 20 mg, die fraktioniert gegeben werden. Das morphininduzierte Erbrechen kann mit MCP (Paspertin®, 1 Amp.) vorab i.v. verhindert werden.

Vorgehen

1. Kurze Anamnese und Untersuchung, daraus folgt
2. Verdacht auf Herzinfarkt.
3. Nitroglyzerin (Spray oder Zerbeißkapseln) in den Mund geben.
4. Klinikeinweisung organisieren, NAW rufen (lassen).
5. Verweilkanüle legen.

Notfälle durch Herzerkrankungen

6. Heparin-Ca 5.000 I.E. = 0,5 ml i.v.
7. ASS = Aspisol® 1 Amp. i.v. (oral: Aspirin® direkt).

Falls erforderlich (Schmerzen, Komplikationen) weiter:
8. Nitroglyzerin 2. Gabe,
9. MCP i.v., Morphin erst 0,5 Amp = 5 mg langsam i.v. beim liegenden Patienten,
10. Diazepam (Valium) 0,5 Amp. nach Wirkung i.v.

Falls Komplikationen zu speziellen Maßnahmen zwingen:
11. Bei Unruhe und Schmerz Morphin und Diazepam 2. Gabe.
12. Bei Bradykardie Atropin 0,5 mg i.v. (1 Amp.) wiederholen erlaubt.
13. Hypotonie und Bradykardie: Oberkörper flach lagern und die Beine um etwa 10 Grad erhöhen, Atropin i.v.
14. Bei Extrasystolie: Lidocain 50–100 mg i.v., nach 5 min wiederholen.
15. Bei Zeichen einer Herzinsuffizienz (Lungenstauung, Lungenödem) Furosemid 40 mg i.v., darf wiederholt werden.
16. Bei Hypertonie: Nitroglyzerin s.l., Furosemid (Lasix) i.v.

Folgende Maßnahmen sind nur bei hoher Sachkenntnis (Kardiologe) erlaubt:

1. Frühlyse (Streptokinase),
2. β-Blocker i.v.,
3. Antiarrhythmika, außer Lidocain (gilt auch für Isoptin = Verapamil) i.v.

Merke
Ein Patient mit Verdacht auf Herzinfarkt darf nicht allein gelassen werden, weil die meisten Todesfälle nach Infarkt in der ersten Stunde durch Komplikationen (Rhythmusstörungen) hervorgerufen werden, die sich leicht auch ohne EKG therapieren lassen.
Bei allen Notfällen – besonders aber beim Infarkt – ist eine i.m.- und s.c.-Injektion strikt verboten (weil danach keine Lysetherapie mehr möglich ist!).

Therapie

Die Therapie soll nicht schematisch ablaufen, sondern der Situation angepaßt sein. Klagt der Kranke nicht über Schmerzen, erübrigt sich eine Morphininjektion. Häufig ist der Infarktpatient unruhig, will herumlaufen, lehnt die Krankenhauseinweisung ab. In solchen Fällen ist die äußere Ruhe des Arztes von entscheidender Wichtigkeit.

Die Wirkung von Diazepam beim Infarkt ist mehrfach positiv: Es senkt den systolischen und enddiastolischen Druck im linken Ventrikel, bewirkt einen Abfall der beim akuten Infarkt erhöhten Katecholaminspiegel im Serum.

Morphin senkt den peripheren Widerstand und erhöht die Myokardkontraktilität. Bei ausgeprägter Bradykardie, die mit stärkerer Hypotonie verbunden ist, empfiehlt es sich, die morphininduzierte Hypoaktivität des Sympathikus durch Atropin aufzuheben. Jedoch gilt hier, wie bei allen akuten Ereignissen, daß die Dosis vorsichtig austitriert werden muß, um eine überschießende Aktivität durch atropinbedingte Sinustachykardie zu vermeiden. Bei Patienten mit Lungenödem ist der Nutzen des Morphins so hoch, daß auch ohne größere Schmerzen eine Morphininjektion erfolgen soll.

Ziel der Infarktbehandlung außerhalb des Krankenhauses

- Beruhigen,
- Schmerzbefreiung,
- Komplikationen erkennen und so behandeln, daß der Kranke im bestmöglichen Zustand in eine internistische Intensivtherapie überwiesen werden kann.

Raum für eigene Notizen

5.1.4 Akuter Notfall mit Herz-Kreislauf-Versagen

Erste Hilfe beim akuten Notfall mit Herz-Kreislauf-Versagen: Flach lagern (Ausnahmen nur bei Luftnot). Die Unterlage soll hart sein. Versuch, die drohende Gefahr einzuschätzen und eine Ursache für den Notfall zu finden; RR und Puls messen; Klinikeinweisung organisieren – Notarzt rufen.

Klinik

Herzstillstand und akutes Herzversagen sind nicht nur Folge von Herzkrankheiten, sondern kommen auch bei anderen Krankheiten vor.

Beim Herzstillstand (dazu gehören auch schwere Rhythmusstörungen wie Kammerflimmern) hört die wirksame Herztätigkeit auf. Beim akuten Herzversagen ist die Pumpleistung des Herzens so stark eingeschränkt, daß es innerhalb von Minuten zum Kreislaufzusammenbruch kommt.

Herzstillstand – Klinik im Zeitverlauf

0 s Blutzirkulation unterbrochen;
5–10 s Schwindel, Augenverdrehen, Hitzegefühl im Kopf, Unruhe;
nach 10 s bewußtlos;
nach 20 s generalisierte Krämpfe;
30–60 s zunehmende Schnappatmung;
3–5 min Pupillen weit und lichtstarr;
danach irreversibler Hirntod, kein Kornealreflex mehr.
Nach ca. 20 min – abhängig von der Grundkrankheit – kann auch das Herz nicht mehr wiederbelebt werden.

5.1.4.1 Notfalldiagnostik (4 Punkte)

1. Herzstillstand?
   (Bewußtlosigkeit, Zyanose, Puls, Herztöne, Atemstillstand?)
2. Minimalkreislauf?
3. Reanimation sinnvoll – oder Tod erwartet?

(kann das zum Herzstillstand führende Ereignis überhaupt behandelt werden?)
4. Liegt eine rasch korrigierbare Funktionsstörung vor?
a) Rhythmusstörung,
b) Vagusreiz mit reflektorischem Herzstillstand,
c) Schock,
d) Verlegung der Atemwege,
e) Stoffwechselstörung, Vergiftung.

5.1.4.2 Sofortmaßnahmen

1. Präkordialer Schlag.
2. Hilfe rufen.
3. Lagern
   (auf eine feste Unterlage, Beine leicht gehoben).
4. ABC-Schema:
   A Atemwege freimachen
   B Beatmen
   C Venöser Zugang und Medikamente.
5. Technik:
   a) EKG,
   b) Defibrillator,
   c) Intubation.

Regel: Herzmassage nicht länger als 30 s unterbrechen.

Diagnostik
Die rein klinische Diagnostik muß im Notfall der Situation angepaßt sein und darf nicht zuviel Zeit kosten. So erfolgt die Blutdruckmessung oft erst nach der ersten Therapie.

EKG
Die klassischen Infarktzeichen im EKG bilden sich nach ca. 8 h heraus.

Therapie
Auch ohne Feindiagnostik wird nach klinischem Eindruck gegeben:
Sauerstoff 6 l/min über Nasensonde.

Kenntnis über folgende Medikamente ist nötig:

- Nitroglyzerin,
- Adrenalin,
- Morphin,
- Atropin,
- Diazepam,
- Xylocain,
- Furosemid.

Dopamin und Dobutrex
Nur in besonderen Ausnahmefällen sind Dopamin und Dobutrex anzuwenden. Beide sind β_1-Sympathomimetika. Beide haben eine kurze HWZ von 2 min.

Dopamin

setzt Noradrenalin frei,
steigert den systolischen Blutdruck stark,
steigert die Nierendurchblutung.
Indikation: Mittel der Wahl bei zu geringer Auswurfleistung des Herzens; kardiogener Schock.

Dobutamin = Dobutrex steigert die Koronardurchblutung.

Dosierung. Jeweils 1 Ampulle zu 250 mg werden in 500 ml 5 %iger Glukoselösung gegeben und auf mindestens 8 und höchstens 40 Trpf. eingestellt.

Natriumbikarbonat (NaHCO$_3$)
Nach längerem Kreislaufstillstand sinkt der ph-Wert des Blutes. Das darf er bis etwa 7,20. Erst ab 7,00 wird eine Reanimation phbedingt gestört. Daher ist eine vorsichtige blinde Pufferung nötig. (Vorsicht: Ein überhöhter ph-Wert ist genauso gefährlich).

Dosierung. NaHCO$_3$ 8,4 %: innerhalb der ersten 10 min 1 mol = 1 ml pro kg KG, nach weiteren 10 min die Hälfte.

6 Die ängstliche Mutter mit dem schreienden Säugling

Der schreiende junge Säugling ist für Eltern und Arzt ein schwieriges Problem. Krankheit und Schmerz werden zu oft als Grund angenommen und führen die Eltern meist in den Abendstunden zum Notfalldienst. Dabei ist der Leidensdruck der Eltern erheblich. Säuglinge haben nach der 2. Lebenswoche oft stundenlange Schreianfälle.

Kinder sind aber keine „kleinen Erwachsenen"; sie können die unterschiedlichsten Beschwerden nur durch eine Äußerung schildern: das Schreien.

Schreien beim Säugling kann heißen:

- Hunger (daher das Wort „Stillen"),
- Schmerz,
- Kontaktbedürfnis,
- Zorn.

Es muß geklärt werden, ob eine Befindlichkeitsstörung oder eine Krankheit vorliegt. Falls angefordert, werden die Kinder ohne Verzug besucht.

6.1 Anamnese

Aus der Anamnese ergibt sich das weitere Vorgehen:

Wie alt ist das Kind?
Liegt eine Verletzung vor?
Seit wann schreit es?
Wie ist das Schreien:
- plötzlich einsetzend?

- schon länger?
- sich steigernd?
- schrill?

Ist das Kind unruhig, eher schlaff?
Hat es gekrampft?
Ist Fieber gemessen worden?
- Wie hoch?
- Seit wann?

Hat es Medikamente bekommen? Fieberzäpfchen?
Kann sich das Kind mit einer Kinderkrankheit angesteckt haben?
Wann hat es zuletzt wieviel gegessen, getrunken?
Hunger, Durst, Trinkunlust, Nahrungsverweigerung.
Ist die Nahrung umgestellt worden?
Wann war der letzte Stuhlgang, war er anders als sonst in Farbe, Konsistenz und Häufigkeit?
Wie ist der Urin in Farbe und Geruch?
(Häufig die einzige Auffälligkeit beim Harnwegsinfekt).
Hat das Kind Erbrechen?
- Im Schwall (Pylorusstenose, die überwiegend bei Jungen in den ersten Wochen auftritt)?
- Wie oft (Gastroenteritis)?

Ist es zu warm in der Wohnung (überbesorgte Eltern)?
Ist das Kind zu warm angezogen? Ist es zu kalt?
Ist das Kind müde?
Ist eine ungewohnte Aktivität vorhergegangen (Fest, Besuch, allgemeine Änderung der gewohnten Tagesabläufe)?
Kneift etwas, die Windel?
Unruhe der Mutter („Ich mache bestimmt etwas falsch")?
Kann eine Verletzung vorliegen?
- Hat das Kind vorher getobt?
- Ist es gefallen (auch beim Spiel mit Eltern oder Geschwistern)?
- Ist es im Schlaf aus dem Bett gefallen?
- Hat es Arm oder Bein verdreht?

Auffällig ist dann, daß die verletzte Extremität nicht aktiv bewegt wird, sondern es imponiert eine meist auffällige Schonhaltung. Bei passiver Bewegung durch den Untersucher schreit das Kind.

6.2 Untersuchung

Anschließend wird das Kind rasch aber gründlich untersucht. Dabei muß es ausgezogen sein:

- zur schnellen Diagnosestellung,
- wegen ungenauer Angaben der Eltern (Überbewertung, Verharmlosung).

Wie sieht das Kind aus:
- rot vom Schreien?
- zyanotisch?
- blaß, grau?

Bewegt es sich auffällig?
Hat es Ausschlag?
Fieber?
Wie ist der Turgor, die Fontanelle, vorgewölbt, gespannt, im Niveau eingesunken?
Hat das Kind Verletzungszeichen?
- Wunden, Hämatome (Mißhandlung!)?
- Verbrennung oder Verbrühung?

Wie ist die Bewußtseinslage?

Bei der Untersuchung achtet der Arzt auf

- Husten, Schnupfen,
- „Nasenflügeln" beim Atmen,
- Hernien,
- Harnverhaltung.

Die „äußeren Symptome" einer Erkrankung vermitteln häufig mehr Information als spezielle Untersuchungen (z. B. Auskultation), zumindest im Anfangsstadium einer Erkrankung, und damit hat es der Arzt im Wochenenddienst häufiger zu tun.

Bei einer Pneumonie geben das grau-blasse Aussehen, Einziehungen beim Atmen, „Nasenflügeln" und eine Tachypnoe bessere und frühere Hinweise auf die Krankheit als feinblasige Rasselgeräusche.

Das Alter des Kindes ist wesentlich, denn als eine der häufigsten Ursachen für das Schreien wird im ersten Vierteljahr der Meteorismus angeschuldigt (Beweise dafür fehlen). Ursachen dafür können unlustiges Trinken, ein zu großes Saugerloch sein, oder das Kind hat nach dem Trinken nicht genug mitgeschluckte Luft aufgestoßen.

Im Alter von 3–6 Wochen hat das Kind einen Wachstumsschub mit einem höheren Nahrungsbedarf. Im Alter von etwa 3 Monaten treten Zahnungsbeschwerden auf mit vermehrtem Speichelfluß und der Neigung, auf alles zu beißen.

Die Anamnese und eine gründliche Untersuchung zeigen, ob eine Erkrankung vorliegt oder einer der allgemeinen Gründe für das Schreien verantwortlich ist. Die häufigsten Erkrankungen sind virale Infekte, insbesondere der oberen Luftwege und des Magen-Darm-Traktes. Die häufigsten bakteriellen Infekte sind die Otitis media und die eitrige Angina. Weniger häufig sind Pneumonien, Harnwegsinfekte und Meningitis.

6.3 Therapie

Anamnese, Beobachtung des Kindes und die Untersuchung ergeben:

1. Schreiender junger Säugling mit emotionaler Überforderung der Familie (Oma!):
Den Eltern muß überzeugend vermittelt werden, daß das Kind gesund ist und keine Krankheit die Ursache des Schreiens ist. Die Untersuchung und das gute Gedeihen des Kindes sind dafür wichtige Argumente. Genaue Verhaltensregeln sind hilfreich und nötig, sollen aber das Maß des Notdienstes nicht überschreiten. Der Hinweis: „Wenn sie sich weitere Sorgen machen oder sich bei Ihrem Kind etwas ändert, rufen Sie mich wieder an", wird die Eltern beruhigen und damit auch das Kind. Ein Paracetamolzäpfchen 125 mg – falls nötig – kann ebenfalls alle beruhigen.
2. Es ist (meist) nicht möglich, eine genaue Diagnose zu stellen. Dies kann bedingt sein durch
– das Krankheitsbild,
– unkooperatives Verhalten der Familie.
Wenn nach dem klinischen Bild eine apparative Diagnostik erforderlich ist oder es an Erfahrung mangelt, ist es angezeigt, das Kind in einer Kinderklinik vorzustellen oder auch einzuweisen.

3. Es läßt sich eine Verdachtsdiagnose stellen.
Zur Therapie siehe dort.

Vom Arzt muß während seiner Anwesenheit Ruhe ausgehen; er soll eine Psychotherapie über die Bezugsperson (Mutter) versuchen, denn eine ruhige Mutter beruhigt auch den Säugling. Gewaltsame Untersuchungen oder Therapien sind zu vermeiden. Eine erneute Untersuchung nach einiger Zeit (Stunden) ist dann zu erwägen. Auch eine Blutentnahme („Blutbild") ist meistens unnötig. Eltern oder Großeltern sind schwer zu beruhigen. Deswegen ist oft auch bei Bagatellerkrankungen eine einfache Therapie notwendig: Bei Bauchweh ohne Krankheitswert verordne man Diät (Zwieback, Kamillentee, Fencheltee). Bei Schmerzen oder Fieber kann Paracetamol (ben-u-ron Supp.) rezeptiert werden; den Eltern muß der Umgang mit den Arzneien erklärt werden.

6.3.1 Spezielle Therapie

Grippale Infekte (Erkältung) bei Kindern werden nur behandelt,
- wenn Fieberkrämpfe in der Anamnese angegeben werden:
Fieber senken mit Paracetamol, Wadenwickel (s. 6.6.2);
- bei schwerem Krankheitsgefühl:
Paracetamol;
- wenn Hustenanfälle die Nachtruhe erheblich stören:
  - für die Nacht wird rezeptiert Dextromethorphan ([53], S. 252, NeoTussan oder Arpha Hustensaft), zugelassen für Kinder ab 1 Jahr. Jüngere Säuglinge erhalten – falls notwendig ([1], S. 1786) – das ab dem 4. Lebensmonat zugelassene Pentoxyverin (Sedotussin 8 mg Säuglingszäpfchen). Erst ältere Kinder (ab 10. Lebensjahr) erhalten Kodein (Codipront mono Saft).
- Bei häufigen Hustenanfällen, Bronchitis:
  - Sekretolytika [[53], S. 197: Acetylcystein (Mittel der Wahl, ACC), Ambroxol (Mucosolvan)].

6.4 Dreimonatskoliken

Sie treten nach Milchmahlzeiten auf, besonders in den ersten 3 Monaten (Trimenonkolik).

Klinik

Die Kinder krümmen sich, ziehen die Beine an und schreien. Schreien erhöht die Beschwerden. Ursache ist ein Meteorismus, weil Luft in Schaum so eingefangen ist, daß sie nicht aufgestoßen werden kann. Muttermilch und Kunstnahrung haben eine hohe „Schaumstabilität" von bis zu 24 h.

Vorgehen

Nimmt man das Kind hoch und legt es bäuchlings über die Schulter, beruhigt es sich, und damit ist die Diagnose fast sicher. Wird es wieder hingelegt, beginnt es meist erneut zu schreien. Zur Therapie gibt man Paracetamol Supp., zur Prophylaxe ist ein Zusatz von Dimeticon (Lefax, sab simplex) möglich, entweder zur Milch zugegeben oder vorher 20–25 Trpf. Die Dosis kann gesteigert werden. Ein gutes Hausmittel ist Fencheltee, z. B. von Milupa, in den die Pulvernahrung eingemischt werden kann.

6.5 Kinderkrankheiten

Infektionserkrankungen, die so ansteckend sind, daß eine Durchseuchung bereits im Kindesalter abgeschlossen ist. Erwachsene können sich aber ebenfalls infizieren.

6.5.1 Masern

Wegen der Impfungen im Kindesalter heute seltener Virusinfekt mit kleinfleckigem Exanthem, hoch ansteckend über Tröpfchen. Betroffen sind meistens Kinder unter 10 Jahren.

Symptome. Katarrh, Konjunktivits, Fieber („verheult, verrotzt, verschwollen"). Bei den oft schwer kranken Kindern imponiert die durch Konjunktivitis bedingte Lichtscheu.

Komplikationen sind häufig: Otitis, Pneumonie.
Erfragt man den Impfschutz, erspart dies peinliche Diskussionen (mitigierte Masern).

Therapie. Zimmer abdunkeln, viel trinken lassen. Da die Kinder in aller Regel subjektiv schwer krank sind, ist eine symptomatische Therapie mit Paracetamol indiziert.

6.5.2 Windpocken

Häufige, exanthematische Infektionskrankheit, Erreger ist das Varicella-Zoster-Virus, das durch Tröpfchen übertragen wird und 2 Tage vor bis 5 Tage nach Auftreten des Exanthems sehr ansteckend ist. Die Inkubationszeit liegt zwischen 12 und 21 Tagen. Bei mäßigem Fieber tritt schubweise ein juckendes Exanthem im Gesicht, an der Kopfhaut und am Stamm auf, auch die Schleimhäute sind betroffen.

Klinisches Bild. Stecknadelkopfgroße Makeln werden in Stunden zu Papeln, Bläschen und später zu Pusteln, die zu Krusten werden und nach 2-3 Wochen abfallen. Dieser Verlauf der Makeln ist nicht einheitlich („buntes Bild"), weswegen die Diagnose sicher ist, wenn sich nebeneinander linsengroße Flecken, Makeln und Bläschen finden.

Therapie. Therapiert wird symptomatisch. Eine gute äußerliche Behandlung der Bläschen gibt es nicht, versucht wird eine Juckreizlinderung mit Isoprenalin (Ingelan Puder äußerlich), Gerbstoff (Tannosynt lotio - s. auch [1], S. 719). Wirksamer sind orale Antihistaminika (Dimetinden = Fenistil Sirup, Tbl., Trpf.; [1], S. 1800). Baden mit Seife, saubere Wäsche und kurze Fingernägel (kratzen) können einer Sekundärinfektion vorbeugen ([69], S. 1910 f.). Nur sehr selten bei hoher Gefährdung Aciclovir. Eine Isolierung ist nicht notwendig, lediglich öffentliche Gebäude (Schulen, Krankenhäuser etc.) sollen gemieden werden.

6.5.3 Mumps (Ziegenpeter, Parotitis)

Selten gewordener Virusinfekt (Impfung) mit Schwellung der Speicheldrüse(n), bei Kindern meist gutartiger Verlauf. Fieber, Kopf- und Gliederschmerzen, druckempfindliche Schwellung der Ohrspeicheldrüse. Das Ohrläppchen wird etwas abgehoben. Andere drüsige Organe (Pankreatitis, nach der Pubertät Orchitis) können sich ebenfalls entzünden. Auch eine Mumpsmeningitis ist häufig.

Therapie. Bei Bedarf Paracetamol, dann auch Bettruhe und warme Umschläge auf die Parotis.

6.6 Fieber

Definition

Zentrale Sollwertverstellung im Regelkreis der Wärmeregulation.

Da der Laie Fieber allein bereits mit einer ernsten Erkrankung assoziiert, wird der Notfalldienst gerufen. Daher ist lexikalisches Wissen über Fieber nötig:

Fieber ([2], S. 470) (rektal gemessen)
Bis 38,0 °C subfebril,
38,1–38,9 °C leichtes Fieber,
39,0–40,5 °C hohes Fieber,
40,6–41,1 °C sehr hohes Fieber,
über 41,1 °C hyperpyretisch,
ab 42,0 °C letal.

Durch verschiedene Ursachen wird über Interleukin und Prostaglandine im Hypothalamus die Körpertemperatur höher gestellt. Läßt diese Wirkung nach, oder werden zentral angreifende Antipyretika gegeben, wird die überschüssige Wärme durch Schwitzen und Vasodilatation abgegeben. Das Wärmezentrum im Hypothalamus verfügt über einen Regulationsmechanismus, der die Temperatur nicht über 41,1 °C ansteigen läßt; und bis dahin wird Fieber ohne Schaden vertragen. Sehr selten kommt es zum

Zusammenbruch des Wärmezentrums: Hitzschlag, maligne Hyperthermie (Hyperpyrexiehäufigkeit: in einer 1500-Scheine-Kinderarztpraxis in 14 Jahren 2 Fälle). Fieber über 42 °C ist sehr selten und tritt bei Kleinkindern mit Bakteriämie (Sepsis) oder Meningitis auf. Diese müssen mit dem NAW (oder in Begleitung) in stationäre Behandlung gebracht werden.

Vorteile des Fiebers. Hinweise für den Arzt auf die Art der Erkrankung und den Therapieerfolg. Bei Temperaturen über 38,5 °C ist die Wirkung des Interleukins gesteigert und damit eine bessere körpereigene Abwehr gegeben.

Nachteile des Fiebers. Der Kranke und seine Angehörigen haben Angst vor einer schweren Erkrankung. Das Wohlbefinden ist beeinträchtigt.

6.6.1 Antipyretika

Acetylsalicylsäure und Paracetamol sind die beiden wichtigsten fiebersenkenden Medikamente. Sie hemmen die Prostaglandinsynthese im Hypothalamus (Wärmezentrum) und senken den Temperatursollwert. Durch Schwitzen und Vasodilatation fällt die Körpertemperatur. Läßt die Medikamentenwirkung nach, muß der Organismus in Mehrarbeit die höhere Temperatur wieder aufbauen. Erreicht wird das durch Verstärkung des Stoffwechsels und Muskelzittern. Werden z. B Wadenwickel allein gemacht, kämpft der Organismus dagegen an, weil der zentral eingestellte Temperatursollwert erreicht werden muß. Die Muskeln zittern so lange, bis dieser erreicht ist. Wadenwickel sind also nur als zusätzliche Maßnahme mit Antipyretika sinnvoll. Besser ist es, überflüssige Kleidung oder Decken zu entfernen, v. a. wenn das Fieber fällt, nicht jedoch wenn das Fieber steigt. Der Kranke soll reichlich und heiß trinken. Mit einer unkritischen Antipyretikatherapie verdirbt man sich die Chance, die 10% ernsten Erkrankungen oder Komplikationen rechtzeitig zu erkennen, weil man sich im Irrtum wiegt, bei sinkendem Fieber sei die Krankheit gebessert.

Fieber muß gesenkt werden bei:

- starkem Krankheitsgefühl,
- Fieberkrämpfen in der Anamnese,
- drohendem Kreislaufversagen.

Den Eltern fiebernder Kinder muß erklärt werden, daß das Beobachten der Spiellust und des Eßverhaltens wichtiger ist als zu häufiges Fiebermessen, und daß Zuwendung wichtiger ist als zu viele Medikamente.

6.6.2 Wadenwickel

Steigt die Körpertemperatur an, fröstelt der Mensch bis zum Muskelzittern. Fällt das Fieber ab, tritt Wärmegefühl auf bis zum Schwitzen. In dieser Phase sind Wadenwickel auch ohne Antipyretika hilfreich, da sie wärmeentziehend wirken. Ein 80 mal 80 cm großes Tuch (Küchenhandtuch) wird in 18–20°C kaltem Wasser angefeuchtet und straff um den Unterschenkel gewickelt. Darüber wird ein zweites, trockenes Leintuch (Molton) als Zwischentuch gelegt, das die beiden anderen Tücher um einige Zentimeter überragen soll. Als drittes wird ein etwas kleineres Wolltuch gewickelt. Nach Anlegen des Wickels wird der Patient ganz in Leintuch und Wolldecke eingepackt. Hat sich der Wickel erwärmt, wird er entfernt und ggf. erneuert.

6.7 Die bunte Haut

Fleck	Farbveränderung im Hautniveau (dazu gehören Exanthem, Makula, Erythem).
Exanthem	entzündliche Hautveränderung auf großen Bereichen, zeitlicher Ablauf (Beginn, Höhepunkt, Ende). Exantheme treten z. B. auf bei Masern, Röteln, Scharlach, Exanthema subitum, Erythema infectiosum acutum, Arzneimittelexanthemen, Allergien.
Quaddel	juckende, flüchtige, beetartige Erhabenheit.
Bläschen	flüssigkeitsgefüllt über dem Hautniveau.
Knötchen	feste Zellvermehrung.

Die bunte Haut 107

Erosion   Verlust des Oberflächenepithels.
Schuppe   Ansammlung von Hornlamellen.
Rhagade   Hautriß durch krankhaft veränderte Haut.

Die häufigsten akut auftretenden Hautveränderungen im Notfalldienst sind Allergien und Windpocken. Eine Differentialdiagnose kann bei fehlendem Krankheitsgefühl und fehlendem Juckreiz meist dem Hausarzt in der nächsten Sprechstunde überlassen werden (abwartendes Offenlassen der Diagnose). Soll trotz unklarer Diagnose therapiert werden, kann Panthenol Salbe verordnet werden. Juckreiz lindert man mit Fenistil oral.

7 Die Frau im Notfalldienst

7.1 Unterleibschmerzen der Frau

Anamnese

- Art und Dauer der Beschwerden? Sind diese früher schon einmal aufgetreten?
- Wann war die letzte Regel? Ist eine Schwangerschaft möglich?
- IUP (Intrauterinpessar)? Gynäkologische Operationen?
- Fieber, Miktionsbeschwerden? Trüber oder blutiger Urin?
- Sexualkonflikt (Familienstreit)?
- Psychisch überlagert? Nervosität?

Der Schmerzanamnese folgt die klinische Untersuchung mit dem Versuch der Organdiagnose als Arbeitshypothese.

7.1.1 Dysmenorrhö

Schmerzhafte Menstruation.
Therapie: Bei starken Schmerzen gibt man Ibuprofen 3mal 400 mg oral; alternativ auch Diclofenac.

7.1.2 Blutungen

Ergibt sich aus der Anamnese, daß die Blutung wesentlich über der Regelblutung liegt, sollen weitere Maßnahmen dem Gynäkologen überlassen bleiben; nur selten bei einer einfachen *Hypermenorrhö* kann 1 Amp. Methergin (Methylergometrin) i.m. gegeben werden.

7.1.3 Adnexitis

Entzündung der Adnexe.
Akut oder Exazerbation einer chronischen Entzündung im Bereich der Ovarien und Tuben, fast immer aszendierend. Die Symptome sind ähnlich wie bei einer Appendizitis, nur etwas kaudaler; eher selten in der akuten Form. Ein Zervixabstrich zur Keimbestimmung ist zu empfehlen. Therapie mit 3 Mio. I. E. Penizillin und Ibuprofen oral 3mal 400 mg.
Häufiger ist die subakute Adnexitis. Sie ist aber von einer neurovegetativen Störung (Pelvipathia vegetativa) kaum zu unterscheiden. Therapie falls nötig Diazepam, Vorstellung beim Hausarzt oder Frauenarzt.

7.1.4 E.U. (Extrauteringravidität)

Nidation des Eies nicht im Uterus. Wehenartiger Schmerz einer Seite, dann plötzlich schneidender Schmerz und alle Zeichen des akuten Abdomens. Keine langen Untersuchungen, der bloße Verdacht rechtfertigt die schnelle Einweisung in die nächste Klinik, hoher Blutverlust möglich.

7.1.5 Akute Zystitis

Entzündung der Blasenschleimhaut, aszendierend durch die Harnröhre, meist Escherichia coli.
Häufigste Ursache von Unterbauchschmerzen bei Frauen, bei Männern selten. Die Schmerzen beim Wasserlassen sind typisch („Blasenschneiden", Pollakisurie, Brennen beim Wasserlassen, Harndrang, Tenesmen, Harnabgang), der Urinbefund auch. Einzeittherapie mit 3 Tbl. Cotrimoxazol forte, bei starken Schmerzen auch Paracetamol, reichlich trinken (Kamillentee).

7.2 Die Schwangere im Notfalldienst

7.2.1 Gestose

Definition. Schwangerschaftsinduzierter Bluthochdruck.

Klinik. Hypertonie, Proteinurie, Ödeme.

Therapie. Vorstellung beim Gynäkologen in der nächsten Sprechstunde.
 Bei Werten über 170/110 mmHg Therapie mit Metoprolol (Beloc) 100 mg (bis 200 mg) oral ([23], S. 128 und 130).

7.2.2 Eklamptischer Anfall

Definition. Tonisch-klonische Krämpfe, manchmal mit Bewußtlosigkeit.

Klinik. Plötzlich nach Prodromalsymptomen rascher Anstieg des Blutdrucks mit starkem Kopfschmerz, Augenflimmern, Brechreiz.

Vorgehen. Falls notwendig den Anfall (wie Epilepsie) mit Diazepam i.v behandeln und als Notfall stationär einweisen.

7.2.3 Blutungen aus der Scheide

Blutungen in der (Spät-)Schwangerschaft werden unter dem Verdacht Placenta-praevia-Blutung notfallmäßig eingewiesen. Blutungen in der (Früh-)Schwangerschaft (Abort) und andere geburtshilfliche Probleme werden dem Gynäkologen vorgestellt.

7.2.4 Emesis gravidarum

Sie erfordert keine Medikamente. Hausmittel: Bettruhe, häufige kleine Mahlzeiten, die erste vor dem Aufstehen, bei Sodbrennen Milch. Bei massivem Erbrechen (Hyperemesis) MCP (Paspertin) ab 2. Trimenon, während der gesamten Schwangerschaft Meclozin (Peremesin oral 25–100 mg/Tag) wirksam ([23], S. 56). Stationäre Infusionstherapie ist bei Störungen des Elektrolythaushalts nötig (selten).

7.3 Vergewaltigung – Schwangerschaftsabbruch

Wird der Notfalldienst von einer Frau konsultiert, die vergewaltigt wurde, sind Ängste und psychisches Trauma durch ein einfühlsames Gespräch anzugehen. Wenn möglich, sollte ein Gynäkologe zugezogen werden ([6], S. 494 ff.). Muß mit einer Schwangerschaft gerechnet werden und soll diese vermieden werden, gibt man 0,5 mg Norgestrel plus 0,005 mg Ethinylöstradiol (Stediril) 2 Tbl. sofort, 2 Tbl. 12 h später. Dies löst eine Abbruchblutung aus, wenn die Einnahme innerhalb von 72 h erfolgt ([6], S. 499). Diese Therapie muß sorgfältig abgewogen und dokumentiert werden.

„*Die Pille danach*": 1–3 Tage postkoital kann eine Gravidität auch mit Tetragynon (ähnlich wie Stediril) 2 Tbl. und 12 h später wieder 2 Tbl. ([1], S. 810) verhindert werden (keine Kassenleistung, kein Kassenrezept). Falls die Frau bereits länger schwanger ist, wird die intakte Gravidität nicht beeinflußt, aber Fruchtschäden sind möglich. Kontrolle beim Gynäkologen. Tetragynon ist kein Abtreibungsmittel! Dokumentation!

8 Der Greis im Notfalldienst

Sehr alte Menschen, über 80jährige, stellen mit ihren vielfältigen Problemen im Notfalldienst eine größere Gruppe dar. Im hohen Alter ist mit Pharmaka sparsam umzugehen und mit niedrigen Dosierungen zu beginnen. Paradoxe Reaktionen und Interaktionen sind häufig, die Niere ist in der Fähigkeit, Stoffe auszuscheiden, erheblich eingeschränkt, der Wassergehalt (und damit die natürliche Verdünnung eines Medikaments) herabgesetzt. Die Eiweißbindung ist vermindert und damit der aktive Teil eines Medikamentes erhöht. So darf man sagen, daß ein großer Teil der alten Menschen zu viele Medikamente und zu hohe Dosen bekommt. So sind Psychosen im Alter manchmal auch einer Arzneitherapie anzulasten!

Dennoch: Wird der Notfalldienst zu einem Greis gerufen, der offensichtlich verwirrt oder gar psychotisch ist, muß er handeln. Eine Medikamentenanamnese ist hier unerläßlich, da häufiger mehrere psychotrope Medikamente wechselnd eingenommen werden. Eine Medikamentenpause hat hier gute Gründe!

Ist im Dienst eine antipsychotische Wirkung mit Schlafanbahnung zwingend nötig, wird ein Neuroleptikum (Haloperidol, Haldol) gegeben. Man beginnt mit 8 Trpf. und steigert langsam bis 20 Trpf. (2 mg). Schwächer wirksam ist Atosil.

Eine Diuretikatherapie und/oder zu geringe Flüssigkeitsaufnahme können Verwirrtheitszustände hervrufen. Eine Infusion (Tutofusin oder Ringer-Lösung 500 ml, Halbelektrolytlösung) bessert den Zustand schnell.

8.1 Arzneitherapie im hohen Alter

Im Alter ist die Anpassungsfähigkeit an unterschiedliche Belastungen, zu denen auch die Arzneitherapie gehört, vermindert. Die Reaktionen auf Medikamente sind verändert (verstärkte Effekte auf ZNS-wirksame Medikamente, z. B. Benzodiazepine).
Besondere Aufmerksamkeit erfordern:

1. Beurteilung der Wirksamkeit,
2. Mehrfachverordnungen bei multimorbiden Patienten (Wechselwirkungen, mehrere Ärzte),
3. Langzeitmedikation,
4. Einnahmefehler.

Bei Dauerverordnungen kann eine Einnahmepause erwogen werden (Digitalis, Diuretika, Psychopharmaka, Abführmittel, Analgetika).

Durch die Krankenbeobachtung der Pflegekräfte oder der Angehörigen informiert, kann der Arzt Prioritäten setzen und unerwünschte Wirkungen erkennen (z. B. können Diuretika zu Exsikkose, Orthostase und Verwirrtheit führen; Orientierungsstörungen können eine Folge von Kombinationen mehrerer Psychopharmaka, Sedativa und Analgetika sein).

Grundsätze der Medikamentengabe

1. Indikation prüfen.
2. Therapieziel festlegen.
3. Niedrig dosieren.
4. Andere Krankheiten berücksichtigen (Niereninsuffizienz).
5. Wenig Medikamente.
6. Einnahmevorschrift.

Bei sehr alten Menschen (Heimbewohner) muß man Alter und Krankheit trennen.

Endzustände chronischer Leiden sind oft nicht behandelbar (insulinpflichtiger Diabetes, Morbus Parkinson, Rheuma etc.)

9 Erkrankungen der Luftwege

9.1 Grippe, grippaler Infekt, Influenza, Common Cold, Erkältung

> **Erkältung**
>
> Örtliche oder allgemeine Abkühlung schwächt die körpereigene Abwehr und senkt reflektorisch die Durchblutung. Viren führen zu einer katharrhalischen Erkrankung der oberen Luftwege.
>
> **Grippaler Infekt**
>
> Sammelname für virale Infekte der (oberen) Luftwege mit wechselnd ausgeprägtem Krankheitsgefühl.

Bei einer akuten Virusinfektion leidet der Kranke für eine begrenzte Zeit an Symptomen. Das Virus vermehrt sich und wird ausgeschieden. Die Infektion kann auf die Eintrittspforte beschränkt bleiben (banaler Schnupfen) oder sich im gesamten Organismus ausbreiten. Einzelne Organe werden bevorzugt befallen, sie bestimmen dann die vordergründige Symptomatik.

Die verschiedenen „Erkältungsviren" führen zu einem immer ähnlichen, breiten Spektrum von Symptomen: Nach einer Inkubationszeit von 1–2 Tagen leidet der Kranke an Frösteln, Glieder-, Kopf-, Brust- und Bauchschmerzen, Myalgien, Schnupfen, Übelkeit, manchmal sogar Durchfällen; zusätzlich Halsschmerzen und Schluckbeschwerden als Folge einer Laryngitis, Pharyngitis und Tonsillitis. Das Fieber liegt um 39 °C. Die Krankheit mit der Rekonvaleszenz kann 14 Tage dauern.

Fehldiagnosen. Andere Virusinfekte, Mononucleosis infectiosa (Pfeiffer), Allergie („Heuschnupfen"), bakterielle Infekte („atypische Pneumonien", Mykoplasmen- und Hämophilusinfekte).

9.1.1 Komplikationen beim grippalen Infekt

2 Komplikationen sind häufig:

1. Superinfekte (besonders bei Greisen, Kindern, Immungeschwächten): Grippeotitis, eitrige Bronchitis, Pneumonie, Sinusitis.
2. Spasmus der Bronchialmuskulatur (spastische Bronchitis, COLD: chronisch obstruktive Lungendysfunktion, Asthma, s. 9.3.1).

Selten kann der Auswurf hellrot blutig tingiert aussehen, weil die Schleimhautentzündung hämorrhagisch wurde. Der Patient ist beunruhigt, dieser Befund jedoch in der Regel harmlos. Der Hausarzt veranlaßt die weitere Diagnostik.

Vorgehen

Allgemeine Untersuchung zur Sicherung der Diagnose: Auskultation der Lunge, Inspektion des Rachens und der Ohren, Suche nach geschwollenen Lymphknoten, Fieber messen.

9.1.2 Therapie

Eine kausale Behandlung der polysymptomatischen Erkrankung ist nicht möglich. Es werden nur besonders lästige oder das Allgemeinbefinden beeinträchtigende Symptome therapiert. Allgemeinmaßnahmen sind Bettruhe, heiße Getränke (Tees), Wickel.
Wadenwickel: Ein mit ca. 20 °C kaltem Wasser befeuchtetes Leinentuch wird für 15 min um die Unterschenkel gewickelt (s. 6.6.2).
Medikamente gegen Schmerzen und Fieber: Paracetamol 500 mg 3- bis 4mal täglich. Mittel der 2. Wahl ist ASS in gleicher Dosierung.
Nur ein quälender, trockener *Husten* wird mit einem Langzeitantitussivum behandelt (an 5 Abenden 1 Tbl. zu 30 mg Codein

[Codipront mono retard]), alternativ Dextromethorphan = tuss Hustenstiller Retardkapseln für Erwachsene und Saft für Kinder ab 1 Jahr ([53], S. 253). Dadurch kommt die entzündete Schleimhaut zur Ruhe und heilt schneller. Der Kranke findet nachts Ruhe. Eine Kombination von Paracetamol und Codein sind Nedolon P und Paracetamol comp.

Mukostase: Der zähe Schleim ist ein guter Nährboden für Bakterien. Das Abhusten wird erleichtert durch Trinken (3 l) und Expektoranzien (ACC long = Acetylcystein 600 mg 1mal 1 oder Ambroxol in allen Darreichungen), auch zur Therapie einer Sinusitis geeignet.

Bakterielle Infektionen werden mit Antibiotika behandelt. Die Indikation kann nur geschätzt werden, ein Antibiogramm ist meist unnötig. Eine eitrige Angina wird mit Penizillin behandelt (3mal 1 Mio. I.E.), eine Otitis media und eine superinfizierte Bronchitis behandelt man mit Erythromycin, von Vorteil ist Azithromycin-Zithromax ([54], S. 142), weil es nur 3 Tage (!) 2mal 1 gegeben werden muß. Bei einer Bronchitis ist auch Cotrimoxazol forte oder Doxycyclin möglich (Kontrolle durch den Hausarzt).

Eine *Rhinitis* muß behandelt werden bei einer Otitis media, Sinusitis und bei trinkschwachen Säuglingen. Sie kann behandelt werden, wenn sie starke Beschwerden verursacht (Schlafstörungen). Für einige Tage verordnet man Olynth für Erwachsene 0,1% und für Säuglinge und Kinder 0,05%. Bei einer (schmerzhaften) *Angina* läßt man mit 3% Wasserstoffperoxyd unverdünnt 10mal am Tag gurgeln.

Rp: H_2O_2 3% 200 ml.
Zum Gurgeln.

9.1.3 Halsschmerzen

9.1.3.1 Akute Pharyngitis, Laryngitis

Klinik
Kratzen und Brennen im Hals, trocken oder verschleimt, Räusperzwang, zu den Ohren ziehender Schluckschmerz.

Die akute Pharyngitis wird vom Patienten als Notfall erlebt, wenn:

- sie akut einsetzt, stark schmerzt,
- sie in Kombination mit einer Laryngitis zum Sprachverlust führt,
- ein zu den Ohren ziehender Schmerz eine Otitis media vortäuscht,
- geschwollene druckdolente Lymphknoten getastet werden.

Beim Säugling ist die Rhinopharyngitis ernst, weil sie zu Komplikationen führen kann (Otitis media, spastische Bronchitis, Gedeihstörungen).

9.1.3.2 Tonsillitis

Klinik

Schmerzen beim Schlucken, hohes Fieber, Druckschmerz über den Tonsillen und örtlichen Lymphknoten, Fötor ex ore. Der Kranke klagt über Schmerzen und Fieber, er hat Angst vor dem Zuschwellen des Halses.

Grob orientierend gibt es 3 Formen:

1. die rote = virale Angina,
2. die gelbe = Streptokokkenangina,
3. die weiße = mischinfizierte Angina.

Infektionsweg

Eine Resistenzminderung (Erkältung) führt zur Ansteckung. Es können zwar unterschiedliche Keime nachgewiesen werden, jedoch gibt es β-hämolysierende Streptokokken der Gruppe A und andere pathogene Keime auch bei Gesunden. Ein Abstrich zur bakteriologischen Untersuchung ist unnötig, da es keinen sicheren Zusammenhang zwischen nachgewiesenem Keim (Streptococcus viridans, Pneumokokken, Staphylococcus aureus, Hämophilus influenzae, Fusobacterium) und Erkrankung gibt.

3 Schweregrade

1. Katharrhalische Tonsillitis:
   - mäßige Schmerzen, etwas Fieber, Rötung, Schwellung;
   - Bläschen sprechen für einen Virusinfekt.

2. Lakunäre Tonsillitis:
   – weiße Stippchen bis Beläge, Lymphknotenschwellung, Fieber bis 40 °C, starke Schmerzen.
3. Tonsillitis mit Peritonsillitis:
   Beschwerden wie oben, Übergreifen der Entzündung auf das Nachbargewebe.

Therapie

1. Leichtere Formen, Virusinfekt:
   Paracetamol 3mal 500 mg, Gurgeln mit 3% H_2O_2 bis 10mal täglich.
2. Eitrige Tonsillitis:
   zusätzlich Penizillin (3mal 1 Mio. I. E. Penizillin V).

Verbindliche Richtlinien, wann mit Antibiotika therapiert werden soll (muß), gibt es nicht.

Fehldiagnosen

Allergie (Angioneurotisches Ödem), Verletzungen, Verätzungen. Angina bei infektiöser Mononukleose Pfeiffer; Pfeiffer-Drüsenfieber: Virusinfekt mit generalisierter Lymphknotenschwellung, Tonsillitis mit Belägen, manchmal Exanthem (nach Ampicillin); meist schweres Krankheitsgefühl, Therapie wie oben, Antibiotika sind unwirksam.

9.1.4 Rhinitis, Sinusitis

Wegen einer Naseninfektion (eines banalen Schnupfens) wird der Arzt nicht konsultiert. Der Kranke hilft sich selbst (Selbstmedikation, z. B. abschwellende Tropfen). Allerdings können Komplikationen auftreten:

- Nasenbluten infolge Hyperämie.
- Tubenkatarrh.
- Eine Rhinopharyngitis breitet sich auf die Tuben aus, so daß deren Lumen sich beim Schlucken nicht mehr öffnet. Hörstörung und Ohrenschmerzen sind die Folge; Therapie mit abschwellende Nasentropfen (Olynth).

- Otitis media.
- Sinusitis:
Bei einer Rhinitis sind die Schleimhäute der Nebenhöhlen mitbetroffen. Bei einer Sinusitis überdauert die (oft eitrige) Entzündung der Nebenhöhlenschleimhaut den Schnupfen. Der Kranke klagt über Gesichtsschmerz, Klopfschmerz über den Höhlen, Kopfschmerzen, Verschlechterung bei Kopftieflage und beim Husten.
Therapie: Sekretabfluß durch abschwellende Nasentropfen (Olynth) fördern und Kamillendampfbad des Kopfes für 10 min. In schweren Fällen Antibiotika (Amoxizillin, Erythromycin, Cotrimoxazol forte).

9.2 Husten als Krankheit

Ein Gesunder hustet nicht.

Husten ist die häufigste Antwort auf einen Reiz der Rezeptoren des luftleitenden Gewebes. Er ist ein sehr sensibler protektiver Reiz von geringem differentialdiagnostischen Wert.

Die größte Gefahr des Hustens ist die Gewöhnung. Chronifizierung und Folgeschäden werden unterschätzt (COLD = chronisch obstruktive Lungendysfunktion).

Fehldiagnose. „Raucherhusten".

9.2.1 Differentialdiagnose des Hustens

1. Husten durch Reize von außen:
Aspiration, Inhalation irritativer Substanzen, klimatische Reize.
2. Husten bei Erkrankungen des Respirationstraktes:
Entzündungen (viral, bakteriell, Mykosen) Laryngitis, Tracheitis, Bronchitis, Pleuritis Pneumonie, Pertussis, Karzinom, Asthma (COLD).
3. Husten bei Erkrankungen anderer Organe:
Lungenembolie, Herzinsuffizienz mit Lungenödem, psychogen.

Die häufigste Ursache für das Husten ist die akute Rhinopharyngolaryngotracheobronchitis bei einem „grippalen Infekt". Hat ein Husten keine defensive Aufgabe (Schleim oder Fremdkörper austreiben), oder kann er den Stimulus, der ihn hervorrief, nicht eliminieren (Schleimhautveränderungen bei bronchialer Überempfindlichkeit), so darf er pharmakologisch gedämpft werden. Dies ist notwendig, weil Husten im Thorax einen Druck von 100–300 mmHg erzeugt. Daraus lassen sich die negativen Auswirkungen auf die Lungen, die Bronchien, den Kreislauf und die Herzfunktion (Synkope), intraabdominellen Organe und zuletzt auch auf den Bewegungsapparat (Schmerzen) leicht ableiten.

9.2.2 Hustenkomplikationen

- Kopfschmerzen,
- Synkopen,
- Myalgie (auch Abdomen),
- Tendomyopathie (Thorax),
- Gelenkblockierungen,
- Bronchospasmen,
- Dyssomnie,
- Rhythmusstörungen.

Bei der unkomplizierten Bronchitis steht für etwa 5 Tage ein unproduktiver Reizhusten im Vordergrund. Der Auskultationsbefund in diesem Stadium ist ohne Wert. Der Husten entsteht durch direkte Einwirkung von Entzündungsmediatoren auf das Rezeptorsystem („Hustenpunkte" in den oberen Luftwegen). Setzt eine vermehrte Schleimproduktion ein, so ist das Entzündungsfolge im Rahmen der Infektabwehr; der dann produktive Husten ist weniger lästig und schmerzhaft. Eine Dämpfung ist jetzt eher schädlich, da das Bronchialsekret entfernt (abgehustet) werden muß. Es kann sonst einen Nährboden für neue Infekte bilden. Eine Pneumonie entwickelt sich aber nur selten als Folgekrankheit.

9.2.3 Therapie der Bronchitis

9.2.3.1 Allgemeine Maßnahmen

1. Hausmittel (Packungen, Schwitzkuren, Inhalationen),
2. Vermeiden zusätzlicher Reize (Nikotin),
3. reichlich trinken,
4. Pharmakotherapie.

Von den Hausmitteln leiten die Hustentees schon zur medikamentösen Behandlung über. Die Schwere der Erkrankung, der persönliche Leidensdruck des Patienten und der klinische Befund bestimmen die Therapie.

9.2.3.2 Hustendämpfende Mittel, Antitussiva

Bei Säuglingen und Kleinkindern s. 6.3.1. In leichteren Fällen kommt man mit Dextromethorphan = tuss Hustenstiller Retardkapseln für Erwachsene und Saft für Kinder ab 1 Jahr ([53], S. 253) aus. Alle anderen Antitussiva sind mehr oder weniger ähnlich wirksam.

Durch Gewöhnung der Rezeptoren bei längerer Krankheitsdauer bleibt mehr Sputum im Bronchialbaum liegen als nach abendlicher Einnahme eines Antitussivums. Auch eine höhere Dosis Codein kann das Abhusten höchstens verzögern, aber nicht unterbinden (Ausnahme: Greise, Säuglinge, Polymorbide). Insbesondere nächtliches Husten wirkt destruktiv auf den Kranken und seine Genesung. Eine Behandlung mit Codein ist daher indiziert. Es wird ein Langzeitantitussivum gegeben (an 5 Abenden 1 Tbl. zu 30 mg Codein [Codipront mono retard]). Dadurch kommt die entzündete Schleimhaut zur Ruhe und heilt schneller; der Kranke findet nachts Ruhe. Am Tag ist die Gabe meist unnötig. Damit lassen sich die häufigen unerwünschten Wirkungen begrenzen. Im Schnitt muß 5 Nächte therapiert werden. Bei sonst gesunden Erwachsenen kann die Indikation großzügig gestellt werden. Bei Kindern, Greisen, Polymorbiden und bei unbekannten Patienten (Suchtgefahr) kann man auf tuss Hustenstiller Retardkapseln oder Pentoxyverin (Sedotussin) ausweichen.

Husten als Krankheit

9.2.3.3 Sekretolytika

Sie sollen den zähen Schleim so ändern, daß er leichter abgehustet werden kann. Bewährt haben sich Ambroxol und Acetylcystein (NAC, ACC). Sekretolytika sind nicht so wirksam, daß sich eine Kombination mit Codein verböte, allerdings reicht es schon, viel zu trinken (etwa 3 l).

9.2.3.4 β_2-Sympathomimetika

Sie gelten heute als Mittel der ersten Wahl bei Obstruktion (Spastik der Bronchialmuskulatur mit Giemen und Pfeifen). Sie haben neben der spasmolytischen auch eine sekretomotorische Wirkung. Dadurch erreicht man auch bei Bronchitiden ohne Spastik eine Besserung. Salbutamol kann als Salbulair 0,5 Amp. injiziert, als Tabletten oral gegeben oder als Autohaler inhaliert werden. Eine Kombination von Ambroxol (Mukosolvan) mit Clenbuterol ist Spasmo-Mukosolvan. Bei Kindern muß die genaue Dosis festgelegt werden, je nach Gewicht 10–20 Trpf.

9.2.3.5 Theophyllin

Theophyllin wirkt bronchospasmolytisch, atemanregend, senkt den Druck im kleinen Kreislauf und hat eine antiallergische Wirkung ([54], S. 455). Wegen seiner schmalen therapeutischen Breite wird es erst nach einer Medikamentenanamnese gegeben. Theophyllin kann i.v. (Euphyllin 200 mg = 10 ml sehr langsam), oral (Euphyllin quick Brause-Tbl. 200 mg) oder rektal (Euphyllin 250 mg Supp.) gegeben werden. Seine Indikationen sind Asthma, Cor pulmonale und COLD.

9.2.3.6 Antibiotika

Sie sind angezeigt bei Verdacht auf eine bakterielle Infektion. Das kann nur vermutet werden. Hilfreich ist die Anamnese (bakterielle Infektionen kommen häufiger bei chronischer Bronchitis vor) und die Farbe des Sputums (grün, gelb). Es eignen sich 3 Substanzen ([54], S. 457):
 Amoxicillin (Clamoxyl), Makrolide wie Erythromycin (Pädiathrocin), beide für Säuglinge geeignet, neuere Makrolide wie Cla-

rithromycin (Klacid) oder Azithromycin (Zithromax), Tetrazykline (Doxycyclin oral, Vibravenös i.v.) und Co-Trimoxazol forte.

Ein Antibiogramm ist nur von geringer Bedeutung. Je nach Besserung (Fieber) soll etwa 10 Tage lang behandelt werden.

9.2.3.7 Kortison

Kortison wirkt antiallergisch, entzündungshemmend und bronchialerweiternd ([54], S. 457). Bei einer obstruktiven Bronchitis und bei einer möglichen Chronifizierung einer Bronchitis ist die Indikation zu erwägen. Bei hyperreagiblen Bronchien sind inhalative Kortikosteroide (Beclomethason = Sanasthmyl Rotadisk) zwar Mittel der ersten Wahl, da sie aber keine Sofortwirkung haben, obliegt die Ersteinstellung dem Hausarzt. Im Notfalldienst wird zur Anfallsbehandlung parenterales Kortison (Fortecortin mono) bevorzugt. Atemwegsobstruktionen beginnen oft mit Husten, an den der Kranke sich gewöhnt. Dann kann zunächst Kortison als Dosieraerosol (Beclometason als Sanasthmax) eingesetzt werden und nur bei ungenügender Wirkung als Tabletten (Prednisolon).

9.3 Luftnot (Dyspnoe)

Definition

Zum Atmen muß mehr Kraft aufgewendet werden, als für die körperliche Leistung notwendig ist.

Vorgehen

Hinter einer Dyspnoe verbergen sich unterschiedliche Krankheiten, Verletzungen und Vergiftungen. Klinischer Blick und Anamnese, kurze Untersuchung und die bereits verordneten Medikamente geben eine vorläufige Diagnose.

Dabei handelt es sich:

1. um einen Patienten, der seine Beschwerden selbst schildern kann; dann verbreite man Ruhe und kann sich zur Diagnose und Therapie Zeit lassen;
2. um einen schwer dyspnoischen Patienten, der zyanotisch ist, um Luft ringt, kaum noch sprechen kann; dann ist die statio-

Luftnot (Dyspnoe)

näre Einweisung vordringlich; der Patient wird nicht allein gelassen (Notarzt).
Die Zeit bis zum Eintreffen der Rettungsdienste wird für eine Notfalltherapie genutzt:
Lagern, Freimachen und Freihalten der Atemwege, Verweilkanüle legen, Notfalltherapie;
zu rechnen ist mit Beatmung, Schocktherapie, Reanimation (Herzmassage).

Fragen

1. Schon einmal aufgetreten?
2. Plötzlich angefangen?
3. Schmerzen?

Mögliche Diagnosen

1. Obere Luftwege:
zugeschwollen durch (eitrige) Infektion, Allergie, Fremdkörper;
2. untere Luftwege:
Asthma (spastische Bronchitis, COLD), Schleimhautödem (inhalative Vergiftung), Aspiration, Pneumonie, respiratorische Insuffizienz;
3. andere Ursachen:
Herzkrankheiten (Lungenödem, Infarkt), Embolie, Trauma (Pneumothorax), Interkostalneuralgie, BWS-Syndrom.

Nach der Verdachtsdiagnose erfolgt eine genauere klinische Untersuchung. Das Vorgehen richtet sich also nach dem ersten Eindruck, den Fragen und einer gezielten Untersuchung.

9.3.1 Asthma

Asthma ist der häufigste Grund für Luftnot.

Definition

Asthma ist eine reversible Obstruktion der Luftwege durch verschiedene Auslöser bei hyperreagiblen Bronchien.

Klinik

Exspiratorische Dyspnoe, Hustenreiz, zäher, farbloser Auswurf, Giemen, Brummen, Pfeifen, Tachypnoe, verlängertes Exspirium, Unruhe; der Patient will sitzen, hat aber keine Schmerzen. Die Kranken kennen ihre Diagnose.

9.3.1.1 Die Trias des Asthmatikers I–IX

I. Beim Asthma wird die bronchiale Obstruktion durch 3 Mechanismen ausgelöst:
   - Spasmus der glatten Muskulatur,
   - Ödem der Schleimhaut,
   - Sekret im Bronchiallumen.
II. Die bronchiale Obstruktion wird beim Asthmatiker ausgelöst durch
   - Allergene,
   - mechanischen Reiz (Husten, Kälte),
   - Infekt (Erkältung).
III. Die Klinik sichert die Diagnose:
   - Ruhedyspnoe,
   - pfeifendes Atemgeräusch,
   - verlängertes Expirium.
IV. Die prophylaktische Therapie
   - inhalatives Kortison,
   - inhalative β_2-Mimetika,
   - Allergenkarenz

   wird dem Hausarzt überlassen; man muß aber danach fragen, da bereits eingenommenes Theophyllin das ärztliche Handeln beeinflußt, denn Theophyllin hat eine schmale therapeutische Breite.
V. Anfalltherapie:
   - β_2-Mimetika (Salbulair) langsam i.v., darf wiederholt werden. Hier ist die Medikamentenanamnese nicht so wichtig, da inhalative β_2-Mimetika kaum überdosiert werden können. Auf Herzfrequenz achten!
   - Kortison (Solu-Decortin H 250 mg oder Fortecortin 40 mg) langsam i.v.
   - Theophyllin (Euphyllin 200 mg) langsam i.v.

Führen diese Maßnahmen zum Erfolg, so soll der Patient viel trinken und seine übliche (inhalative) Medikation fortsetzen. Falls eine erhebliche psychische Erregung gedämpft werden muß, so kann oral oder langsam i.v. Promethazin (Atosil) gegeben werden. Der typische Anfall dauert etwa 2 h.

VI. Status asthmaticus
- Keine Besserung nach Therapie,
- lang anhaltend (über 6 h),
- häufig wiederkehrend.

Tritt keine durchgreifende Besserung ein, wird der Patient in Begleitung stationär eingewiesen, Sauerstoffgabe (4–6 l/min) im RTW.

Bei Allergenkontakt kann nach etwa 15 min ein Asthmaanfall als Sofortreaktion auftreten. Nach rund 6 h tritt selten ein erneuter Anfall als Spätreaktion auf, nicht aber, wenn beim ersten Anfall Kortison systemisch gegeben wurde.

Bei chronisch Kranken muß im Gegensatz zu bronchial Gesunden häufig mit bakteriellen Infekten gerechnet werden. Solange der Infekt nicht ausgeheilt ist (Auswurf gelb oder grün), bessert sich die Dyspnoe nicht. Somit muß auch mit Antibiotika therapiert werden (s. unten). Auch kann die Allergie selbst zur Entzündung und zur bronchialen Hyperreaktion führen.

VII. Ziel der Asthmatherapie:
Als Ziel der Therapie gilt somit – unabhängig von der eigentlichen Entzündungsursache – die bronchiale Obstruktion und bronchiale Hyperreaktivität zu beheben durch
- Bronchodilatation (symptomatische Therapie),
- Entzündungshemmung (kausale Therapie),
- Expositionspophylaxe (Prävention).

Besonderheiten bei Kindern. Hinter der häufigen und deskriptiven Diagnose spastische Bronchitis verbirgt sich bei Säuglingen und Kleinkindern oft ein Asthma. Da eine allgemein akzeptierte Definition für dieses Alter fehlt, vermeidet der Notfallarzt die angstbesetzte Diagnose Asthma bei der Erstmanifestation besser und überläßt die notwendige Patientenführung dem Haus- oder Kinderarzt. Die allergische Disposition, im Säuglingsalter Neurodermitis, manifestiert sich erst später beim Kleinkind nach Infekten der oberen Luftwege als Asthma bronchiale („Etagenwechsel", Atopiesyndrom). Im Gegensatz zum erwachsenen chronisch Kranken spielen bakterielle Infekte keine Rolle. Virusinfektionen sind die wichtigsten Asthmatrigger, weil eine entzündlich geschädigte Schleimhaut die Allergenpenetranz erleichtert.

Bei Kindern beträgt die Theophyllindosis 5 mg/kgKG. Säuglinge bis zu 1 Jahr sprechen schlecht auf β_2-Mimetika und/oder Kortison an. Sie sollen in einer pädiatrischen Klinik vorgestellt oder stationär eingewiesen werden.

VIII. Säuglinge und Kleinkinder:
- Therapie unzureichend.
- Vorstellen in einer pädiatrischen Klinik.
- Virusinfekte als Trigger.

Eine „stille Lunge" ist selten, aber gefährlich. Dabei ist die Verlegung der Luftwege so weit in der Peripherie angesiedelt, daß in den großen Bronchien keine Turbulenzen mehr gebildet werden können, die man als Giemen hören könnte.

IX. Fehldiagnosen:
- Herzinsuffizienz (Lungenödem),
- Lungenembolie,
- Pneumothorax.

Die akute Linksherzinsuffizienz (Lungenödem s. 13.30) ist manchmal schwierig abzugrenzen (s. Tabelle 2). Anamnese, Alter des Kranken und seine Vormedikation geben Hinweise. Die Herzinsuffizienz (veraltet: „Herzasthma") wird mit Furosemid (Lasix 40 mg i.v.) behandelt (s. 14.8). Es tritt spätestens nach 30 min eine Besserung ein (Merke: Digitalis ist kein Notdienstmedikament).

Tabelle 2. Differentialdiagnose von Asthma bronchiale und Lungenödem.

Asthma bronchiale	Lungenödem
schon mal gehabt	Herz-Kreislauf-Krankheit
langsamer Beginn	schneller Beginn
atmet langsamer	atmet schnell
Sputum zäh	Sputum dünn

Luftnot (Dyspnoe)

Im diagnostischen Zweifel, ob Lungenödem oder Asthma bronchiale vorliegt, zunächst wie ein Lungenödem behandeln und abwarten. Tritt keine Besserung ein, kann die Therapie mit Kortison und Theophyllin in zunächst halber Dosis versucht werden.

Einen Pneumothorax erkennt man durch Auskultation, die Lungenembolie verursacht akut Schmerzen. Diese und andere Ursachen von Luftnot, wie Fremdkörperaspiration, Krupp (s. 9.3.5), Trachealstenosen, Thoraxverletzungen, Beinahe-Ertrinken, Ersticken, Erhängen, sind im Wochenenddienst selten. Sie erfordern notfallmäßige Therapie und stationäre Einweisung (NAW). Die Behandlung des Notdienstes beschränkt sich auf die Aufrechterhaltung der Vitalfunktionen und die Organisation des Rettungsdienstes (NAW, Helikopter).

9.3.2 Akute Tracheobronchitis

Die Erreger sind meist Viren, selten Bakterien, umgekehrt aber bei der Exazerbation einer chronischen Bronchitis.

Klinik

Fieber und Husten, manchmal mit starken retrosternalen Schmerzen (Brennen); Fieber bis 40 °C, Allgemeinsymptome (Kopf- und Gliederschmerzen, Krankheitsgefühl, „Erkältungszeichen"), schmerzhafter, trockener Reizhusten.

Verlauf

Nach einigen Tagen zunehmend Auswurf, entweder weiß oder grau, eher geringes Krankheitsgefühl, der Auskultationsbefund ist meist gering. Dann ist ein Virusinfekt anzunehmen.

Starkes Krankheitsgefühl, gelbgrüner, manchmal blutig tingierter Auswurf, feinblasige, ohrnah klingende Rasselgeräusche lassen auf eine eitrige Bronchitis, Peribronchitis, exazerbierte Emphysembronchitis oder Pneumonie schließen.

Therapie

1. Allgemeinmaßnahmen:
Bettruhe, leichte Kost, Luft im Krankenzimmer soll angefeuchtet werden. Feuchte Wickel, reichlich trinken.
2. Medikamente:
Je nach Schwere bei quälendem Reizhusten 5 Tage Codein (Codipront mono), das bereits vom ersten Tag an mit Mukolytika kombiniert werden kann (!), z. B. mit Ambroxol (Mukosolvan) oder Acetylcystein (ACC). Bei Spastik auch Clenbuterol kombiniert als Spasmo-Mukosolvan.
Eine Antibiotikatherapie ist angezeigt beim Verdacht auf eine bakterielle Infektion. Das kann nur geschätzt werden. Hilfreich ist die Anamnese (bakterielle Infektion häufig bei chronischer Bronchitis), Farbe des Sputums (grün, gelb).
Es eignen sich 4 Substanzen (s. 9.2.3.6): Amoxicillin (Clamoxyl), ersatzweise Erythromycin (Pädiathrocin) beides für Säuglinge geeignet. Co-Trimoxazol forte, Tetracycline (Doxycyclin). Neuerdings auch Makrolidderivate wie Clarithromycin (Klacid) oder Azithromycin (Zithromax, 54, S. 142). Diese sind auch gegen Problemkeime wirksam. Eine Kontrolle durch den Hausarzt ist bei einer Krankheitsdauer von 2 bis 3 Wochen (bei Rauchern länger) erforderlich.

Eine stationäre Behandlung ist nötig bei Greisen, die allein leben, bei Komplikationen wie Bronchopneumonie, bei Zweifeln an der Diagnose.

9.3.3 Pneumonie

Definition

Entzündung des Lungenparenchyms (infektiöse, allergische, chemische, physikalische Genese); häufige Todesursache.

Ursachen

Im Notfalldienst sind Bakterien als Ursache mit etwa 50 % am häufigsten; Viren, Mykoplasmen, Chlamydien, und 25 % ungeklärte Fälle kommen vor. Der häufigste Pneumokokkeninfekt

wird durch Tröpfchen übertragen. Die Erreger liegen als Saprophyten im oberen Respirationstrakt und werden erst nach Überschreiten der Larynxbarriere pathogen.
Prädisponierend wirken:

- Kälte („Erkältung"), inhalative Noxen
- Tracheobronchitis (viral)
- Asthma
- Alkoholismus
- geminderter Hustenreflex.

Klinik

Schüttelfrost, Fieber bis 41 °C, schweres Krankheitsgefühl, Tachypnoe (vom Kranken als Luftnot geschildert), Nasenflügelatmen (bei Säuglingen wichtiges Zeichen), Herpes labialis, quälender Reizhusten mit spärlich rötlichbraunem Auswurf; durch Pleurareizung Schmerz der betroffenen Brustseite (Ausstrahlung ins Abdomen, bei Kindern häugig, Fehldiagnose akutes Abdomen). Bei Greisen ist der Verlauf oft weniger dramatisch, lediglich Kräfteverfall und eine atypische Klinik wie Beschwerden des Magen-Darm-Traktes, Verwirrtheit, Appetitmangel lassen den Verdacht auf eine Pneumonie aufkommen.

Therapie

Jede schwere, hochfieberhafte Pneumonie bedarf stationärer Einweisung.

Allgemein: Bettruhe, die Luft im Krankenzimmer anfeuchten, reichlich trinken.

Medikamente: Bei quälendem, trockenem Husten nachts Codein (Codipront mono), tags schleimlösende Medikamente (ACC, Ambroxol).

Antibiotika: orale Medikation mit Amoxicillin 3mal 1 g (Alternativen: Co-Trimoxazol forte 2mal 1, Doxycyclin 2mal 100 mg, Cephalosporin, z. B. Lorafem 2mal 200 mg). Hausärztliche Kontrollen veranlassen.

9.3.4 Respiratorische Insuffizienz – Dyspnoe

Eine respiratorische Insuffizienz unklarer Genese wird stationär eingewiesen.

Inhalative Vergiftungen mit Ödem der Tracheal- und Bronchialschleimhaut (auch das Einatmen von heißen Gasen oder Rauch) sind heimtückisch. Es kann sich rasch eine lebensbedrohliche Atemnot entwickeln. Unter der Diagnose „Stenose der oberen Luftwege" stationär einweisen.

Notfalltherapie: Dexamethason Inhalation = Auxiloson 4 Hübe und als Fortecotin 40 mg i.v. ([34], S. 247).

9.3.5 Luftnot durch Erkrankungen des Kehlkopfes

Zwar treten Stenosen der oberen Luftwege auch bei Erwachsenen auf, sie sind aber leicht zu erkennen und verlaufen selten so dramatisch wie bei Kindern das

Kruppsyndrom: Sammeltopf für alle akuten Einengungen des Larynx und der Trachea (Pseudokrupp). Der Unterschied ist, daß entweder eine Virusinfektion vorliegt, die zu einer subglottischen Laryngitis geführt hat (auch stenosierende Laryngotracheitis) oder eine bakterielle Epiglottitis. Die gesamte Region um die Glottis und diese selbst sind schnell massiv ödematös geschwollen und verlegen die Luftwege, beim Kind schneller als beim Erwachsenen. Das liegt einmal an der viel kleineren lichten Weite der Atemwege des Kindes und zum anderen an der schnelleren Ödembildung bei Kindern.

Unterschiedliche Ursachen können zum schnellen Schwellen der Schleimhäute führen: Krankheiten (Masern, Grippe, Allergie, Quincke-Ödem, Insektenstich), Reizgase, Rauchvergiftungen. Die häufigste Ursache ist die stenosierende Laryngotracheitis (Pseudokrupp) und besonders gefährlich ist die Epiglottitis acutissima.

9.3.5.1 Stenosierende Laryngotracheitis – Epiglottitis

Verlauf der stenosierenden Laryngotracheitis (53, S. 190):

- Stadium 1: Heiserkeit, bellender Husten

Luftnot (Dyspnoe)

- Stadium 2: Inspiratorischer Stridor. Danach ist die klinische Symptomatik von der akuten Epiglottitis kaum zu trennen.
- Stadium 3: Atemnot, Unruhe, Tachykardie
- Stadium 4: Zyanose, Blässe, Erstickungsgefahr.

Bis zum Stadium 2 kann der Kehlkopf noch mit einem Spatel untersucht werden. Auch können diese nach Sicherung der Diagnose und Aufklärung der Eltern zu Hause behandelt werden.

Verlauf der akuten Epiglottitis

Stadium 1: Halsschmerzen, Schluckbeschwerden
Stadium 2: Nahrungsverweigerung, Speichelfluß (typisches Zeichen, erfragen!), hohes Fieber, schweres Krankheitsgefühl, kloßige Sprache (wichtiges Symptom!)
Stadium 3: Inspiratorischer Stridor, Atemnot
Stadium 4: Schwerste Atemnot, Cyanose, bewußtseinsgetrübt, drohender Atemstillstand.

Bis zum Stadium 3 können einige Stunden vergehen, danach kommt es zu einer schnellen und dramatischen Verschlechterung. Je jünger das Kind, um so schneller die Atemwegsobstruktion!
Wegen der verschiedenen Konsequenzen ist es wichtig, aus den häufigen Infekten der Luftwege bei Kindern die banalen von den gefährlichen zu trennen. Dazu müssen die entsprechenden Symptome bekannt sein (s. Tabelle 3).
Einen Überblick über die unterschiedliche Behandlung von Laryngotracheobronchitis und Epiglottitis gibt Tabelle 4. Im äußersten Notfall kann auch mit stark verdünntem Adrenalin (1 Amp auf 10 ml NaCl) 1 ml in den Mund gesprüht ein Abschwellen erreicht werden.
Als Faustregel gilt bei diesen heimtückischen Krankheitsbildern, daß man sich auf eine Besserung nach Cortison (100 mg Rectodelt) nicht allein verlassen darf. Eine Dauerüberwachung ist zwingend, eine Vorstellung in einer pädiatrischen Klinik immer anzuraten, im Stadium 3 und 4 schnell und mit dem Notarztwagen.

Tabelle 3. Differentialdiagnose von Laryngotracheobronchitis und Epiglottitis (vgl. [34], S. 284)

	Laryngotracheobronchitis	Epiglottitis
Gemeinsam	Atemnot	Atemnot
nach Virusinfekt	häufig	selten
Ursache	Virus	Bakterien (Hämophilus)
Alter	unter 3 Jahren	älter und Erwachsene
Häufigkeit	hoch (90%)	selten (5%)
Verlauf	Beginn eher langsam, langsam schlechter (Tag)	Beginn eher schnell, schnell schlechter (Stunden)
Haltung	keine typische	sitzt nach vorn gebeugt
Allgemeinzustand	befriedigend	schwer krank, Angst
inspiratorischer Stridor	ja	ja, rasch zunehmend
bellender Husten („Krupphusten")	ja	nein
Stimme	aphonisch, heiser	klar, kloßig
Schluckschmerz	nein	ja (wichtiges Zeichen!)
Speichelfluß	nein	ja
Fieber	mäßig	hoch
Mortalität	niedrig (<1%)	hoch (um 50%)

Tabelle 4. Differentialtherapie der Laryngotracheobronchitis und Epiglottitis

	Laryngotracheobronchitis	Epiglottitis
Gemeinsam	beruhigen	beruhigen
100 mg Kortison (Rectodelt) rektal	Mittel der 1. Wahl	nicht so gut wirksam
Spatelinspektion des Rachens	hier nicht so gefährlich	hier oft tödlich durch völliges Zuschwellen
feuchte, kalte Luft	sehr gut	nicht schädlich
Transport in die Klinik	nicht immer notwendig	schnellstens in Reanimationsbereitschaft; Intubation sehr schwer! Atemstillstand droht!!
Ampicillin oder Klacid	hier nicht wirksam	Mittel der 1. Wahl (Klinik)

Luftnot (Dyspnoe)

Fallbeispiel

Ein 4jähriges Mädchen klagt sehr früh morgens über Unwohlsein und Schnupfen, 38,8 °C Fieber.
10 h später Ohrenschmerzen, Fieber 39,3 °C, müde, lustlos. Die Vorstellung beim Hausarzt ergab keinen konkreten Befund für die klinischen Symptome (!).
18 h später Unruhe, immer noch hohes Fieber, zusätzlich Halsweh und Schluckbeschwerden.
24 h später Atemnot, kraftlose Stimme, Speichelfluß.
26 h später erneut Vorstellung beim Hausarzt. In der Praxis entwickelt sich in wenigen Minuten aus der Atemnot mit Zyanose ein Atemstillstand.
Die Intubation mißlang, keine Sicht wegen der massiven Eiterung und Schwellung. Beim Versuch, eine Notkoniotomie durchzuführen, kam es zur Blutung. Das Kind verstarb einige Tage später in einer Kinderklinik des Ruhrgebietes. Diagnose: Epiglottitis acutissima.

10 Die kleine Chirurgie

10.1 Der kleine Unfall – allgemein

Stets ist der Hergang des Unfalls genau zu erfragen und zu dokumentieren, einschließlich der Zeitangaben. Aus der Anamnese leitet sich dann der Untersuchungsgang ab. Dabei ist es manchmal nötig, Negativbefunde anzugeben (z. B. bei einer Fraktur: „keine Nervenausfälle"). Die Indikation zu einer Röntgenuntersuchung wird großzügig gestellt. Der Impfschutz gegen Wundstarrkrampf (Tetanus) muß geprüft werden. Dabei kann als Faustregel gelten, daß 3 Impfungen in 1–2 Jahren für 10 Jahre schützen. Verletzte Extremitäten werden im elastischen Verband ruhiggestellt. Schwellungen kann man mit Diclofenac oral und als Gel (Voltaren Emulgel) und Kälte (Eispackung für 10 min) behandeln. Wunden werden genäht, desinfiziert wird mit Polyvidonjodlösung (Betaisodonna, ein Schuß H_2O_2 3 % dazu). Besteht die Gefahr, daß der Verband an der Wunde ankleben könnte (Schürfwunden), kann Oleotüll (sterile Fettgaze) und Polyvidonsalbe aufgelegt werden, darauf sterile Kompressen (ES-Kompressen) und verbinden.

Bei allen Unfällen, deren Hergang multiple Verletzungen ermöglicht (Verkehrsunfälle), wird der Patient entkleidet, genau untersucht, und alle Gelenke werden auf ihre Funktionen geprüft.

10.2 Häufige Verletzungen

10.2.1 Fremdkörper

Fremdkörper werden entweder sachgerecht entfernt oder in situ belassen und unter Operationsbedingungen im Krankenhaus entfernt (Pfählungsverletzung, Messerstich etc.). Aus dem Auge dürfen oberflächlich liegende Fremdkörper durch Lidanheben und Blickwendung dargestellt und mit einem Leinentuch ausgewischt werden. Verätzungen am Auge werden mit mehreren Litern Wasser aus dem nasalen Augenwinkel gespült und dem Augenarzt vorgestellt. Aus der Nase und aus dem Ohr werden Fremdkörper nur entfernt, wenn sie sichtbar sind, sonst mit dem Absaugkatheter versuchen. Kein blindes In-der-Tiefe-Angeln. Fremdkörper aus der Trachea können beim Kleinkind notfallmäßig durch Auf-den-Kopf-Stellen und Klopfen auf den Rücken und beim Erwachsenen durch den Heimlich-Handgriff entfernt werden (hinter den

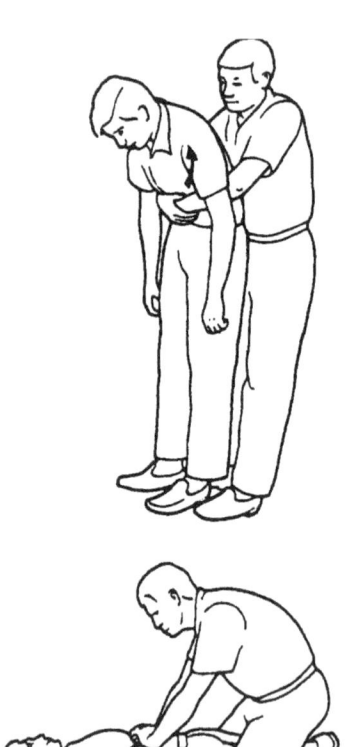

Abb. 11. Heimlich-Handgriff. Erste-Hilfe-Maßnahme bei Erstickungsgefahr durch Fremdkörper (Bolusobstruktion) in den Luftwegen. (Aus Pschyrembel 1994 [2])

Patienten stellen und ruckartig im Epigastrium hochheben, s. Abb. 11): Der Helfer umfaßt von hinten den Patienten, legt seine Fäuste in dessen Epigastrium und stößt mehrfach auf das Zwerchfell. Bei liegendem (bewußtlosem) Patienten kniet der Helfer mit gespreizten Beinen über dem Betroffenen, setzt die übereinandergelegten Hände im Epigastrium auf und drückt kräftig in Richtung Zwerchfell. Durch Hochdrücken des Zwerchfells kommt es zu einer Druckerhöhung im Tracheobronchialsystem. Eine Nachuntersuchung ist erforderlich.

10.2.2 Schädelverletzungen

Prellungen. Anamnese und Untersuchung müssen eine Kommotio ausschließen. Bei Kopfschmerzen Paracetamol 500 mg.

Wunden. Sie werden bei starken Blutungen komprimiert (Druckverband) und bald genäht („primäre Wundversorgung"), keine Salben, kein „Kahlscheren", Augenbrauen werden nicht rasiert.

Commotio cerebri. Eine Gehirnerschütterung ist eine kurze Bewußtlosigkeit mit vegetativen Symptomen nach einer Schädelprellung. Kopfschmerzen, eine Erinnerungslücke (retrograde Amnesie) für das Unfallereignis und Erbrechen sind typische Symptome, die auch zeitversetzt zur Verletzung auftreten können. Medikamente sind meist unnötig, 1 Woche strenge Bettruhe ist erforderlich. Eine Krankenhauseinweisung ist zwar sehr üblich, aber meist unnötig. Bleibt der Patient zu Hause, muß eine Überwachung gewährleistet sein, die dafür sorgt, daß der Kranke bei merkwürdigem Verhalten (!) und erneuter Bewußtseinseintrübung schnellstens in eine chirurgische Abteilung eingewiesen wird; Verdachtsdiagnose: akute Hirnblutung.

Lidverletzungen. Lidverletzungen müssen genau adaptiert werden; ist der Lidrand betroffen, soll der Augenarzt die Wunde nähen.

Ohrenverletzungen. Blutungen aus dem Ohr und Schalltrauma (Ohrfeige) werden dem HNO-Arzt vorgestellt.

10.2.3 Rumpf- und Extremitätenverletzungen

Brustkorb. Prellungen sind schmerzhaft, Frakturen bei einem direkten Trauma häufig (Röntgen). Ein Verband bringt meist wenig Erleichterung. Analgetika, ggf. Antitussiva, Lokalanästhetika und Verhaltensregeln sind indiziert (beim Husten soll der Verletzte die schmerzende Stelle mit der flachen Hand festhalten). Beim geringsten Verdacht auf einen Pneumothorax ist eine Röntgenuntersuchung nötig.

Stumpfes Bauchtrauma. Dies ist eine heimtückische Verletzung, der Patient ist stets stationär einzuweisen.
Bei einer Nierenkontusion achte man auf blutigen Urin.

Wirbelsäule. Bei den unterschiedlichsten Unfallereignissen kann die Wirbelsäule verletzt sein, z. B. nach einem Sturz aufs Gesäß oder auf die Füße (!). Klopfschmerz und/oder Bewegungsschmerz geben Hinweise auf die Lokalisation – röntgen lassen. Wirbelkörperkompressionsbrüche sind nicht sehr schmerzhaft.

Extremitäten. Gröbere Verletzungen der Extremitäten werden dem Chirurgen vorgestellt, leichtere Prellungen, Zerrungen, Kontusionen (ohne Erguß), Tendopathien („Tennisellbogen") werden bis zum nächsten Werktag mit Diclofenac Tabletten (100 mg) und Diclofenac Salbe (Voltaren Emulgel) im Verband ruhiggestellt. Bei Schmerzen unter einem Gipsverband ist dieser zu entfernen. Ein subunguales Hämatom wird mit einer Kanüle aufgebohrt und abgelassen, Polyvidonjodverband (Betaisodonna). Bei Muskelverletzungen muß ein Muskelriß ausgeschlossen werden, der sich durch eine Stufenbildung verrät. Eine Muskelkontusion schmerzt; Salbenverband, bei frischen Verletzungen 10 min Eis. („Sportsalben" gibt es viele, ihre Wirkung ist umstritten. Die meisten sind zur Behandlung geeignet.)
Frakturen, Gelenkergüsse, Luxationen, Bänderrisse sollen nicht vom chirurgisch unerfahrenen Arzt behandelt werden.

Leistenschmerzen. Diese sind nicht immer traumatisch (Hernie s. 4.8.1, Insertionstendopathie). Beim Oberschenkelhalsbruch

(s. 4.8.2.) liegt das Bein in Fehlstellung, jede Bewegung ist schmerzhaft. Auch eine Koxarthrose kann starke Schmerzen bei Bewegungen verursachen.

Knie- und Sprunggelenkverletzungen. Solche Verletzungen sind nur dann selbst zu behandeln, wenn Binnenschäden auszuschließen sind (Hämatom, Bänderriß, Meniskusverletzung). Ruhigstellen im elastischen Verband, Diclofenac, Kälteanwendung.

Bißwunden. Bißwunden heilen oft sekundär. Reinigen und verbinden mit Polyvidonjodlösung (Betaisodonna), in schweren Fällen auch Ruhigstellen mit einer Gipsschiene. Eine tägliche Wundkontrolle ist zwingend.

Schürfwunden. Sie werden ähnlich behandelt, der Verband aber mit Oleotüll Wundgaze angelegt.

Stark blutende Verletzungen. Verletzungen, die stark bluten (arteriell oder venös – z. B. Varizenblutung), werden chirurgisch versorgt. Die Blutungsquelle wird direkt komprimiert und die Extremität nicht abgebunden.

Traumatische Blasen. Diese werden mit einer sterilen Kanüle punktiert und verbunden.

Ringe müssen an einer verletzten Hand stets entfernt werden.

10.3 Chirurgische Infektionen

10.3.1 Abszeß

Abszesse werden auch am Wochenende eröffnet. Faustregel: Wenn der Patient die erste Nacht vor Schmerzen nicht schlafen konnte, muß geschnitten werden. Beim „reifen" Abszeß ist eine Anästhesie nicht nötig (Ausnahme Finger und Zehe nach Oberst), die Stichinzision erfolgt ins Zentrum, der Eiter wird ausgedrückt. Es genügt meist, einen Abfluß zu schaffen ohne große Schnitte. Eine tägliche Kontrolle und ein Offenhalten der Inzision ist zwingend. Verband mit Betaisodonna flüssig. Eine Antibiotikagabe ist falsch, da der Heilverlauf verzögert wird. Lokale Antibiotika sind überflüssige Arzneimittel, ihre Anwendung obsolet. Phlegmonen hingegen müssen systemisch mit Antibiotika (hochdosiert Penizillin) behandelt werden, örtlich kann mit Betaisodonna verbunden werden. Eiterungen im Gesicht und an den Händen setzen Spezialkenntnisse voraus. Eine fehlerhafte chirurgische Therapie kann Dauerschäden hinterlassen. Daher großzügige Vorstellung beim Facharzt.

10.3.2 Lymphangitis

Die „Blutvergiftung" des Laien ist eine angstbesetzte Diagnose. Sie kann auf jede Wunde folgen. Die Ursache sind virulente Keime. Der Kranke wird beruhigt, die Ausdehnung der Entzündung dokumentiert, die zuständigen Lymphknoten getastet. Dann wird die auslösende Wunde saniert (wie bei Schürfwunden) und hochdosiert Penizillin gegeben (4 Mio I.E.) und feuchtkalte Umschläge, etwa mit Alkohol, über den entzündeten Strang angelegt, falls nötig auch immobilisieren (Gipslonguette). Die Wundkontrolle muß täglich erfolgen.

Eingewachsene Zehennägel werden nicht entfernt, sondern es wird – falls nötig – der Eiterherd eröffnet und mit Polyvidonjod (Betaisodonna) verbunden.

11 Neuropsychiatrische Notfälle

11.1 Der psychisch Kranke

Definition psychische Notfälle
Unreflektiertes, unbeeinflußbares Handeln mit Gefahr für den Kranken selbst, für andere, für Eigentum.

11.1.1 Untersuchung

Psychisch kranke Patienten sind im Notfalldienst häufiger geworden. Der Arzt muß sich einen Eindruck von der Art der Störung, der Ursache und der momentanen Gefahr verschaffen.
Er prüft

- Bewußtsein:
  - wach – somnolent – Sopor – Koma;
- Orientierung:
  - Ort – Zeit – Person – Situation;
- Denken (formal, inhaltlich):
  - zielgerichtet – Gedankensprünge,
  - konzentriert – zerfahren;
- Ich-Störung:
  - inhaltlich nicht korrigierbar;
- Wahn:

  pathologische Überzeugung, die sich in inhaltlich falschem Denken äußert;

- Wahrnehmungsstörungen:
  - Illusion (Bedeutungsverkehrung),
  - Halluzination (nicht vorhandener Sinneseindruck, „weiße Mäuse", z. B. Delir);
- Affekt (Stimmung adäquat oder schwankend, Angst):
  - Antrieb,
  - Leidensdruck, Krankheitseinsicht,
  - Suizidalidät (meist ehrliche Antwort),
  - Gedächtnis, Konzentration bei (hirn)organischem Psychosyndrom (HOPS);
- Delir, akute exogene Psychose mit:
  - Bewußtseinsstörung,
  - Sinnestäuschung,
  - Antriebsvermehrung,
  - vegativen Störungen.

Da Delirien häufig durch Alkohol oder Drogen verursacht werden, wird die Gefahr von Patienten und Angehörigen unterschätzt. Bis zu 25 % Todesfälle zwingen zur stationären Therapie.

Vereinfacht dargestellt:

1. Angst = panisch, kopflos,
2. innere Unruhe = Erregung,
3. verwirrt = Psychose,
4. verzweifelt = Suizid,
5. Kurzschluß = Aggression,
6. stupurös (selten) = reaktionslos.

Die wegweisende Aufgabe des Notfalldienstes besteht darin, daß er die Ursachen trennt:

1. hirnorganisch:
   - Schädel-Hirn-Trauma (SHT, kann sogar ein Delir vortäuschen),
   - Vergiftung, Entzug,
   - internistische Erkrankungen;
2. psychotisch.

Gemeinsamkeit: Die Handlungen des Kranken sind sinnlos, schnelle Hilfe ist erforderlich:

Der psychisch Kranke

- Gespräch,
- Medikamente,
- Zwangsmaßnahmen.

Vorgehen

Ruhig aus der Distanz beobachten und ansprechen. Die körperliche Untersuchung erfolgt später oder gar nicht (z. B. bei Aggression).
Dabei:
1. Psychopathologie eingrenzen (verwirrt, aggressiv, suizidal, ängstlich).
2. Ursache klären, falls möglich (organisch, toxisch, Unfall?), Fremdanamnese. Umgebung beachten (leere Flaschen, Tabletten etc.), Medikamentenanamnese erheben, keine (Gegen-)Gewalt anwenden.

Aus dem Gesagten ergibt sich eine vorläufige Diagnose, mindestens aber eine Symptombeschreibung, die das erforderliche Handeln bestimmt.
Es ist nötig, die ortsüblichen Verhältnisse zu kennen, z. B. den „psychiatrischen Dienst", das am Ort gebräuchliche Verfahren bei Zwangsmaßnahmen, Zuständigkeit etwa der Feuerwehr oder des Gesundheitsamtes.

11.1.2 Therapie

Der Arzt soll die für den Einzelfall notwendige Hilfe vermitteln.

1. Intensive, aber ruhige Zuwendung, kein Widerspruch.
2. Läßt sich der Kranke zu einer Therapie (Injektion) überzeugen (überreden), so gibt man bei Psychosen jeglicher Art, psychotischen Erregungszuständen, 2-10 mg Haloperidol (Haldol) langsam i.v. oder oral, zusätzlich 50-100 mg Levomepromazin (Atosil) i.m.

Patienten mit symptomatischen Psychosen (hirnorganisches Psychosyndrom HOPS, akute Intoxikationen – auch Alkohol) und Verwirrte, die sich nicht beruhigen lassen (auch Grundkrankheit,

z. B. Exsikkose behandeln!), erhalten Haloperidol 1–2 Amp. = 5–10 mg i.v.
Bei psychogenen Erregungszuständen (Depressive, Agitierte, Angstbesessene) Diazepam 10 mg i.v. oder oral.

Beim geringsten Verdacht auf eine Schädelverletzung als Notfall in die Neurochirurgie (Blutung, Kontusion) und bei Vergiftungen oder anderen organischen Erkrankungen in die Innere Medizin einweisen.

Ob eine Einweisung in die Psychiatrie notwendig ist, hängt von der Gefährdung des Kranken ab:

1. Depressionen mit/ohne Suizidgefahr,
2. Psychosen mit/ohne Gefährdung,
3. Erregungszustände reaktiv und zugänglich oder unkontrolliert/aggressiv.

11.1.3 Suizidalität

Die Neigung zum Suizid, dem Selbstmord als Reaktion auf eine Lebenskrise, Identitätskrise oder als Autoaggression ist häufiger geworden. Ein gesteigertes Risiko besteht bei psychischen Erkrankungen (Depressionen, Schizophrenie, Abhängigen). Es gehören Zeit und erhöhte Aufmerksamkeit zum Gespräch, das helfen soll, also keine Moralpredigt sein darf. Nicht gegen den Patienten reden! Mehrere Helfer (Freunde, Verwandte) zu Hilfe holen, der Kranke darf nicht allein bleiben. Ob stationäre Hilfe notwendig ist, ist zwar schwer zu entscheiden, muß aber beim ersten Gespräch geklärt werden. Suiziddrohungen – auch versteckte – sind immer ernst zu nehmen. Medikamentös kann ein Versuch mit Diazepam oder Haloperidol gemacht werden.

11.1.4 Angst, Panik

Angst ist eine emotionale Reaktion auf eine reale oder irreale Gefahr, die zu Anspannung, Nervosität, innerer Unruhe, Beengung und Verzweiflung führt.

Wille und Verstand als Steuerfunktionen versagen, die Umwelt wird fehlgedeutet; Handlungen sind nicht angemessen, sie enden maximal in Panik. Krankheitswert erhält die stärkere Angst, weil sie zu einer erhöhten Aktivität des vegetativen Nervensystems führt: Herzklopfen, Schwitzen, Tachypnoe bis zur Hyperventilationstetanie, Übelkeit, Zittern. Patient und Angehörige halten diese Symptome für die Krankheit selbst und rufen mit unterschiedlichen Diagnosen den Dienstarzt, der nur mit Geduld die psychosomatische Genese klären und entsprechend handeln kann.

Vorgehen

Aufgeregte Angehörige beruhigen (evtl. hinausbitten), in Ruhe symptombezogen körperlich untersuchen. Diagnose: „Panikattacke". Die Anxiolyse erreicht man nicht durch Emotionsänderung, sondern die Vigilanz wird medikamentös gedämpft. Dadurch werden Sinneseindrücke aus der Umwelt gleichmäßiger wahrgenommen, ihre Verarbeitung erfolgt entspannter, Handlungen sind ausgeglichener. Insgesamt wird eine Entfernung zur Angst erzeugt. Diese selbst und auch die auslösende Ursache werden nicht beeinflußt (Vorstellung beim Hausarzt!). Erkauft wird die Anxiolyse akut durch eine Bewußtseinsminderung, die auch (unerwünscht) logisches Denken und sensomotorische Funktionen beeinträchtigt.

Therapie

Diazepam 10-20 mg i.v. oder i.m.
 Beim „Horrortrip" ist mit gleichzeitiger Vergiftung zu rechnen und mit Pharmaka vorsichtig umzugehen.

11.1.5 Alkoholismus

Somatische, psychische und soziale Schäden durch Alkoholmißbrauch.
 Meist chronisch, lange Anamnese; man findet immer wieder den Versuch, die Verantwortung abzuschieben. Das nötige beruhigende Gespräch ist oft unergiebig und frustran. Äußerste Zurückhaltung mit jeglicher medikamentöser Therapie. Nur im Notfall (tobender Patient) darf Haloperidol i.v. gespritzt werden.

Nach jahrelangem Alkoholkonsum der individuellen Höchstmenge treten 3 Folgen auf:

1. destruktives Sozialverhalten (Familienstreit),
2. toxische Organschäden (akute Pankreatitis, Epilepsie, Polyneuropathie),
3. Korsakow-Psychose (desorientiert, Gedächtnisstörungen, Konfabulationen).

Daraus resultieren im Notfalldienst 4 Probleme: Alkoholdelir, der tobende Alkoholiker, epileptischer Anfall und Verlagern der Verantwortung.

11.1.5.1 Alkoholdelir

Definition

Kombination aus organisch-psychiotischer und vegetativer Symptomatik. Akute Psychose mit Bewußtseinstrübungen, motorischer Unruhe, Halluzinationen, Stimmungsschwankungen, Tremor, vegetativen Symptomen, z. B. Schwitzen – als Folge Elektrolytverluste; epileptischer Anfall.

Differentialdiagnose

Intoxikation mit Pharmaka, Rauschgift, Chemikalien, Verletzungen.

Vorgehen

Stationäre Einweisung. Zwar ist Clomethiazol (Distraneurin, 2–3 Tbl.) das Mittel der Wahl, jedoch nicht ambulant!

Ein Delir ist lebensbedrohlich und wird immer stationär behandelt, dies gilt auch bei Gefangenen (JVA)!

11.1.5.2 Der tobende Alkoholiker

Das Vorgehen bei diesen Patienten ist zeitaufwendig:

- beruhigen,
- nicht widersprechen,
- nicht reizen (keine Moralpredigt!),
- keine Gewalt anwenden.

Der psychisch Kranke

Nur im Notfall bei drohender Gefahr als einziges erlaubtes Medikament Haloperidol 1–2 Amp. i.v. (in Ausnahmefällen i.m. auch durch die Hose oder 20 Trpf. Haldol forte in den letzten Schnaps ...).

11.1.5.3 Epileptischer Anfall s. 11.2.

11.1.5.4 Verlagern der Verantwortung

„Herr Doktor, dem muß doch geholfen werden, Sie müssen was unternehmen! Da gibt es so Tabletten ..." oder ähnliches wird an den Arzt herangetragen. Ruhig aber bestimmt auf den Hausarzt verweisen.

11.1.6 Intoxikationen

Alle Psychopharmaka können zu psychischen oder neurologischen Auffälligkeiten führen. Häufig sind extrapyramidalmotorische Störungen (Dyskinesien, Rigor). Therapie: Biperiden (Akineton Amp. i.v.).

11.1.7 Der Drogenabhängige

> Der Alkoholiker geht dem Arzt aus dem Weg, der Drogenabhängige lauert ihm auf.

Ärzte möchten rasch helfen; kein Patient darf unzufrieden die Praxis verlassen. Ein Rezept beendet die meisten Konsultationen. Das weiß der Drogenabhängige; er stellt sich auf die Schwächen des Arztes ein und schildert seine Situation entsprechend: Er habe eine Nierenkolik und nur Fortral helfe ihm, er habe unstillbaren Husten und nur Remedacen helfe, er sei drogenabhängig, ein Termin zum Entzug stehe fest, er habe aber morgen Prüfung ... Oder auch direkt: „Wat iss, eh, verschreibse auch Captas??" (Gemeint ist Captagon.) Diese Beispiele lassen sich fortsetzen. Zieht das nicht, wird ein schwerer Entzug geschildert und die Angst davor. Auch die Schuld, dann eben kriminell werden zu müssen, wird dem Arzt aufgebürdet.

Vorgehen

Nach Möglichkeit wird auch in einer Akutsituation kein Rezept ausgestellt (Gefahr der Fälschung). Ist wegen der unerträglichen Entzugserscheinungen ein Medikament nötig, so gibt man 25–100 mg Doxepin (Aponal), die höhere Dosis abends, oder 150 mg Clonidin 3mal 1 (Catapresan 150 mg Tbl.). Die gewünschte Droge oder eine Ersatzdroge (Benzodiazepin) wird nicht gegeben. Dem Kranken wird ein stationärer Entzug – sofort – vorgeschlagen. Lehnt er dies ab, gibt man die Adresse der nächsten Drogenberatungsstelle mit. Weitere Maßnahmen sind nicht erforderlich, da der Entzug kein Notfall (!) ist (Ausnahme: Alkohol).

Die meisten Abhängigen haben Erfahrung mit den Symptomen

- Mydriasis,
- Tremor,
- Schwitzen,
- Unruhe,
- Gliederschmerzen,
- Schlaflosigkeit.

Als weitere Maßnahme wird in der Akutsituation mit dem Kranken gesprochen mit den Zielen:

a) Krankheitseinsicht,
b) Einsicht in das Suchtverhalten (das nicht aus eigener Kraft beendet werden kann),
c) Notwendigkeit, (sofort) zu entgiften,
d) Einsicht in die Eigenverantwortung, keine Schuldzuweisung an Dritte.

Der Arzt muß den Süchtigen in seinem Verhalten verstehen, aber auch mit den Folgen und Symptomen konfrontieren.

Merke
Die Verordnung von Ersatzdrogen („Wenigstens was zum Schlafen") schadet mehr als sie nützt und ist damit abzulehnen. Ausnahmen wie das Methadonprogramm sind zu Recht heftig umstritten.

Der psychisch Kranke 151

> **5 Regeln im Umgang mit Drogenabhängigen im Notfalldienst**
> 1. Kein Rezept,
> 2. keine Ersatzdrogen,
> 3. stationäre Entgiftung vorschlagen,
> 4. Drogenberatungsstelle nennen,
> 5. falls nötig 4 Tbl. Doxepin (Aponal) mitgeben.

Eine großzügige Verschreibung hat Nachteile:

- reger Zulauf aus der Szene,
- Suchtverlängerung,
- bei Polytoxikomanen gefährliche Interaktionen,
- Erpressungsversuche.

Der Drogenabhängige benutzt den Arzt zunächst als notwendiges Übel zur Drogenbeschaffung und läßt ihn ruhig reden, solange er das ersehnte Medikament (Rezept, Spritze) erhält.

Wenn ein Medikament ausnahmsweise verabreicht wird, immer nur als Einzeldosis (auch am Wochenende), denn Süchtige können nicht mit Dosierungsanweisungen umgehen.

11.1.8 Drogennotfälle

11.1.8.1 Intoxikationen

Vergiftungen sind häufig und oft bedrohlich. Eine Therapie muß sich in der Regel auf die Erhaltung der Vitalfunktionen beschränken. Über den Notarzt ist eine stationäre Therapie einzuleiten. Antidote (z. B. Narkanti) oder andere Pharmakotherapie bleiben der stationären Behandlung vorbehalten. Haloperidol, Clonidin, Doxepin dürfen zur Überbrückung gegeben werden.

11.1.8.2 Psychosen

Definition
Psychische Störung mit strukturellem Wandel des Erlebens; organisch, als Folge psychotroper Medikamente oder Chemikalien.

Klinik
Bewußtsein, Gedächtnis, Orientierung, Ich-Erleben gestört; Wahn und Halluzinationen.

Bei Drogenabhängigen können Psychosen einmal als Folge des Drogenkonsums auftreten, zum anderen aber auch im Intervall. Ein Versuch des Zuredens („talk down") ist bei diesen „Ausgeflippten" oft erfolgreich. Stationäre Einweisung, eventuell Haloperidol.

11.1.8.3 Abstinenzsyndrome

Sie sind zwar nur selten gefährlich, werden aber vom Betroffenen als sehr bedrohlich empfunden und auch so dargestellt, damit er „seinen" Stoff bekommt. Da sie sich eher langsam entwickeln, ist eine Therapie nicht notwendig (Gefahr der Überbrückung mit einer Ersatzdroge). Falls nötig, kann mit Clonidin oder Doxepin behandelt werden.

Bei allen Drogenabhängigen ist wegen der Art, Dosis und der Zahl der „eingeworfenen" Stoffe mit Wechselwirkungen zu rechnen, die nicht noch durch ein zusätzliches Medikament eines Arztes kompliziert werden dürfen. Auch hier gilt der Grundsatz:

Lieber kein Medikament als ein falsches!

11.1.9 Zwangseinweisung psychisch Kranker

Psychische Erkrankungen sind ein häufiger Grund, den Notdienst zu rufen. Immer ist mit Geduld und größter Mühe der Kranke zur *freiwilligen* Mitarbeit zu motivieren. Der Grat zwischen Freiheitsberaubung und unterlassener Hilfeleistung ist sehr schmal. Die Gesetze sind nicht einheitlich, sondern Ländersache (s. aber § 1846 und § 1906 BGB, PsychKG, Landes-UBG = Unterbringungsgesetz). Ist eine freiwillige Therapie nicht zu erreichen, können unter folgenden Voraussetzungen Zwangsmaßnahmen angeordnet werden:

1. Voraussetzung: Krankheit („Geisteskrankheit"); schwere psychische Erkrankung. Momentan nicht anders abwendbare große Gefahr für andere, für sich selbst, für Sachwerte (Gefährdung der öffentlichen Sicherheit und Ordnung). Keine Alternative möglich. Solche Erkrankungen sind:

- Depression mit hoher Suizidalabsicht,
- akuter Schub einer Schizophrenie mit Aggressionen und Erregung,
- katatoner Stupor mit Trinkverweigerung (sehr selten),
- aber auch Delirien und Intoxikationen (diese besser auf eine interne Intensivstation einweisen).

2. Voraussetzung: Recht. Ein ärztliches Zeugnis, in Notfällen auch vom Nichtpsychiater, muß unmittelbar nach der Untersuchung ausgestellt werden; es muß enthalten, daß eine psychische Krankheit vorliegt und Gefahr besteht. Mit diesem Zeugnis muß ein Antrag beim Ordnungsamt gestellt werden.

Es ist nötig, das am Ort gebräuchliche Verfahren bei Zwangsmaßnahmen zu kennen, z. B. den „psychiatrischen Dienst". Meistens sind die Rettungsleitstellen der erste Ansprechpartner.

Praktisches Vorgehen

- Medizinische Voraussetzung prüfen.
- Kurzes Gutachten erstellen.
- Mit der Rettungsleitstelle und/oder der nächsten Nervenklinik (Landeskrankenhaus) weiteres Vorgehen absprechen.

Am Wochenende versucht man immer, eine Vorstellung beim psychiatrischen Dienst der nächsten Nervenklinik zu ermöglichen, der dann weitere Entscheidungen trifft.

Juristisch darf ein Gesunder sich selbst gefährden. Ein psychisch Kranker wird, *wenn die Gefahr sich nicht anders abwenden läßt,* zur Behandlung gezwungen. Das muß nach §104 GrGes. ein Richter entscheiden. Ein Nervenarzt muß dies begutachten, und die Ordnungsbehörde (Polizei) muß die notwendige Gewalt anwenden.

11.2 Epileptischer Anfall

Die Fallsucht beruht auf einer plötzlichen Funktionsstörung des Gehirns, die zu einer exzessiven Entladungen von Neuronen führt.

Ob es sich um Gelegenheitskrämpfe, Fieberkrämpfe, eine posttraumatische Epilepsie, toxisch-metabolisch bedingte (Alkoholismus) oder um chronisch rezidivierende Anfälle handelt, kann durch die Anamnese meist geklärt werden.

Die Diagnose ist einfach: Der Kranke stürzt und krampft. Meist ist der Anfall vorbei, wenn der Arzt kommt.

Fremdanamnese, Zungenbiß? Urinabgang? Nachschlaf?

Ist der Anfall vorbei, ist eine Therapie nicht mehr nötig. Der Kranke wird ermahnt, seine Tabletten regelmäßig zu nehmen und keinen Alkohol zu trinken. Falls nötig, 10 mg Diazepam i.m., am nächsten Werktag zum Hausarzt schicken.

Ist der Anfall noch nicht vorüber, werden die vitalen Funktionen geprüft, die Lagerung soll weitere Verletzungen verhindern. Man versucht, den Anfall sofort zu unterbrechen mit 10 mg Diazepam i.v. – zunächst eine halbe Ampulle, also 5 mg, etwas warten und je nach Reaktion des Patienten die restlichen 5 mg i.v. Eine mögliche Atemdepression ist nicht relevant und bei nichtalkoholisierten und nichtvorbehandelten Patienten durch Anrufen reversibel und ungefährlich.

Falls der Kranke weiter krampft, nach gleichem Schema wiederholen und stationäre Einweisung vorbereiten. Mehrere Anfälle hintereinander (Anfallsserie) und Bewußtlosigkeit sind ernste Komplikationen. Sie sind als Notfall (Status epilepticus) stationär einzuweisen.

> **Merke**
> Sonderform: Status epilepticus, ein Notfall, bei dem es über mehr als ca. 20 min zu Krämpfen kommt.
> Alle Patienten, bei denen der Anfall zum ersten Mal auftritt, sind stationär einzuweisen!

11.3 Der Bewußtlose

Ein Bewußtloser ist immer ein Notfall. Die Erstuntersuchung beschränkt sich auf das Notwendigste und stellt fest: Entweder

1. akute Lebensgefahr, Vorgehen nach dem ABC-Schema, Reanimation; Angehörige rufen den NAW; oder
2. durch Schmerzreiz Tiefe der Bewußtlosigkeit feststellen, Versuch, die Ursache zu finden, und mit diesen Kenntnissen NAW anfordern. Die Zeit bis zum Eintreffen mit weiteren Untersuchungen und Therapie nutzen (Tablettenreste? Anamnese? Hausarzt? Infusion anlegen).

Merke
Ein Bewußtloser darf nicht ohne Arzt sein!

12 Sterben und Tod

12.1 Der Sterbende

Wenn bei einer Krankheit oder Verletzung Aussichten auf eine Besserung bestehen oder dies unklar ist, werden alle indizierten Therapiemöglichkeiten einschließlich Reanimation ausgeschöpft. Ist durch Anamnese und Untersuchung erwiesen, daß die Prognose infaust ist, werden keine Therapien mehr neu angesetzt, die das Leben nur um kurze Zeit verlängern. So wird ein marantischer Karzinompatient, der bewußtlos ist, nicht mehr stationär eingewiesen. Mit den Angehörigen wird offen geredet.

Ziele

- Eine gut dosierte Schmerztherapie (Morphium 10 mg s.c., l-Polamidon Trpf., MST oral), die das Leiden sicher lindert;
- keine „halbe Reanimation";
- keine voreiligen Entscheidungen bei einem fremden Patienten ohne Anamnese und Untersuchung.

12.2 Der Tote

Grundsätzlich darf (kann) nur ein Arzt den Tod eines Menschen feststellen und die Leichenschau vornehmen. Ausnahme sind z. B. zerstückelte oder bereits verweste Leichen.
Wird der Arzt zu einem bereits Verstorbenen gerufen, so gibt es 2 Möglichkeiten:

1. Der Patient ist schon länger tot, und es lassen sich sichere Todeszeichen feststellen. Dies sind Totenflecke und Totenstarre.

Totenflecke (Livores) treten etwa 1 h nach Todeseintritt (selten eher) an abhängigen Körperpartien auf. Sie sehen rötlich-zyanotisch aus und sind innerhalb von 24 h noch wegdrückbar. Totenstarre ist die Erstarrung der Muskeln. Sie beginnt nach der Nysten-Regel im Kopfbereich (Kaumuskeln 2–4 h nach dem Tod, vollständige Starre nach ca. 8 h, Lösung nach ca. 2 Tagen). Geprüft werden z. B. Kiefer- und Ellbogengelenke. Eines der beiden Zeichen genügt zur Feststellung des sicheren Todes. Dies ist auf dem Leichenschauschein durch Unterschrift zu dokumentieren.

2. Der Patient ist erst vor kurzer Zeit (weniger als einer Stunde) verstorben. Dann lassen sich keine sicheren Todeszeichen feststellen. Da in diesem Fall noch die Frage ärztlicher Maßnahmen (Reanimation) offen ist, Abrechnung nach EBM! Die Leichenschau wird nach etwa 2 h durchgeführt. Der Arzt muß also
- erst den Patienten (Versicherten) und
- beim Zweitbesuch den Toten untersuchen (Leichenschau, Zweitbesuch GOÄ)!

Wird beim Hausbesuch ein Toter vorgefunden, ist wie folgt vorzugehen:

Feststellung
- des Todes,
- der Todesart,
- der Todesursache.

Todesursachen sind Krankheiten oder Verletzungen, die den Tod bewirken oder ihn fördern. Dies ist ohne Obduktion (Sektion) meist nur zu vermuten. Danach wird mit den Angehörigen gesprochen. Die Ausstellung der Todesbescheinigung (amtliches Dokument; Abb. 12 und 13) erfolgt nach der Leichenschau.

Feststellung (Angaben der Angehörigen dürfen übernommen werden)
- der Personalien,
- der Todeszeit,
- des Todesortes,
- des Grundleidens,
- des Hausarztes.

Todesbescheinigung

Wichtig für die Angehörigen:
Bei der Anzeige des Sterbefalls Geburts- und Heiratsurkunde (bei Eheschließung nach dem 31. 12. 1957 beglaubigte Abschrift oder Auszug aus dem Familienbuch) und amtlichen Personalausweis der verstorbenen Person zum Standesamt mitbringen.

Wird vom Standesamt ausgefüllt
Standesamt
Sterbefall beurkundet, Sterbebuch Nr
Eintragung vorgemerkt, Vormerkliste Nr
☐ Erdbestattung ☐ Feuerbestattung

1. Identifikation der Leiche/Personalangaben
☐ Verstorbene(r) war persönlich bekannt ☐ Nach Einsicht in Personalausweis/Reisepaß ☐ Nach Angaben von Angehörigen/Dritten ☐ Nicht möglich
Name (ggf. Geburtsname), Vorname(n)
Straße, Hausnummer
PLZ, Wohnort, Kreis
Geburtsdatum | Geburtsort | Geschlecht ☐ männlich ☐ weiblich

2. Für Rückfragen an behandelnde Ärztinnen oder Ärzte
Name und Anschrift der Hausärztin oder des Hausarztes
Name und Anschrift anderer behandelnder Ärztinnen oder Ärzte/Krankenhäuser

3. Feststellung des Todes
Ort der ärztlichen Leichenschau (Straße, Hausnummer, PLZ, Ort)
Zeitpunkt der ärztlichen Leichenschau — Tag Monat Jahr Uhrzeit
Sterbezeitpunkt — Tag Monat Jahr Uhrzeit
Der Ort der Leichenschau ist mutmaßlich der Sterbeort ☐ ja ☐ nein

4. Todesart
☐ Natürlicher Tod ☐ Nicht natürlicher Tod (z. B. Unfall, Selbstmord, Vergiftung, Folge des – ggfls. auch zurückliegenden – Verhaltens eines Anderen, sonstige Gewalteinwirkung)
Anzeichen eines nicht natürlichen Todes an der Leiche
Sonstige Umstände (bei nicht natürlichem Tod)
☐ Ungeklärt, ob natürlicher oder nicht natürlicher Tod ☐ Eine Leichenöffnung könnte zur Aufklärung beitragen
Die Leiche war bei der Untersuchung unbekleidet ☐ ja ☐ nein
Die Leiche wurde nicht entkleidet, weil ☐ Todesart ohne Entkleidung erkennbar war ☐ Sonstige Gründe

5. Zusatzangaben bei Totgeborenen
☐ Als tote Leibesfrucht geboren ☐ In der Geburt gestorben
Gewicht der Leibesfrucht ____ g

Die Leiche wurde von mir heute zur Feststellung der Todesursache sorgfältig untersucht. Sichere Zeichen des Todes wurden von mir wahrgenommen. Ich bestätige, daß ich diese und die Angaben im vertraulichen Teil auf Grund des von mir gewonnenen Urteils nach bestem Wissen gemacht habe.

________________ den ________ 19 ____

____
Ort, Datum, Unterschrift und Stempel der Ärztin oder des Arztes, die die Leichenschau vorgenommen haben

15/706

Abb. 12. Todesbescheinigung. Die Leichenschau ist Ländersache, hier Beispiel Niedersachsen

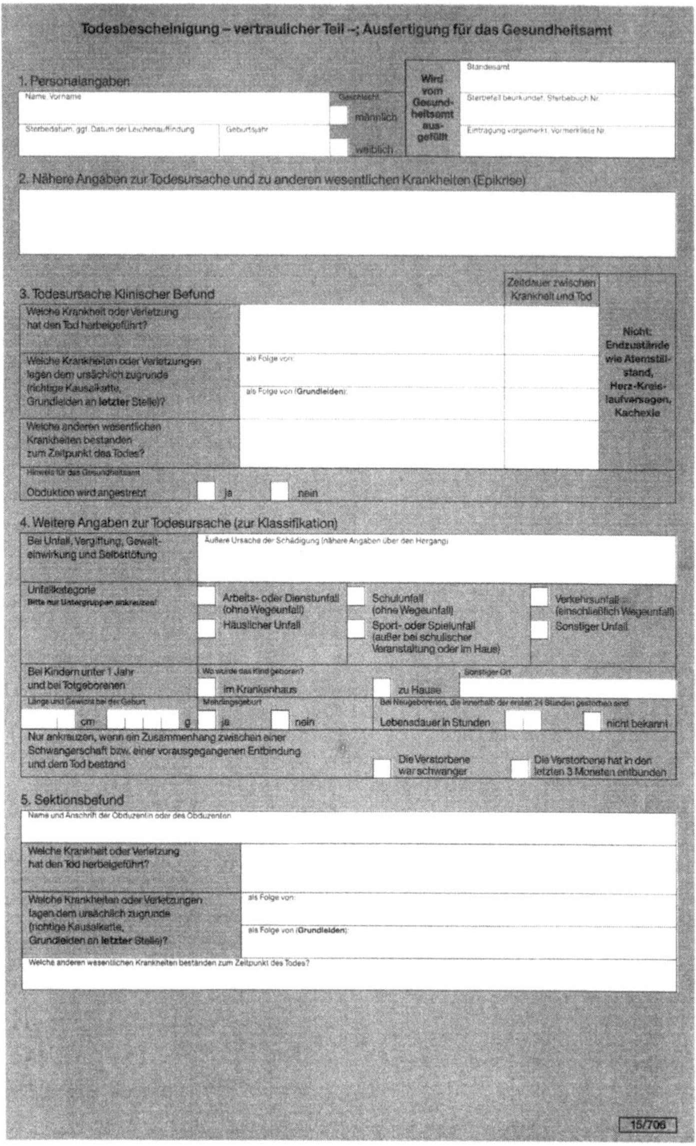

Todesbescheinigung – vertraulicher Teil –; Ausfertigung für das Gesundheitsamt

1. Personalangaben

Name, Vorname

Geschlecht: männlich / weiblich

Sterbedatum, ggf. Datum der Leichenauffindung | Geburtsjahr

Wird vom Gesundheitsamt ausgefüllt: Standesamt | Sterbefall beurkundet, Sterbebuch Nr. | Eintragung vorgemerkt, Vormerkliste Nr.

2. Nähere Angaben zur Todesursache und zu anderen wesentlichen Krankheiten (Epikrise)

3. Todesursache Klinischer Befund — Zeitdauer zwischen Krankheit und Tod

Welche Krankheit oder Verletzung hat den Tod herbeigeführt?

Welche Krankheiten oder Verletzungen lagen dem ursächlich zugrunde (richtige Kausalkette, Grundleiden an **letzter** Stelle)? — als Folge von: / als Folge von (**Grundleiden**):

Welche anderen wesentlichen Krankheiten bestanden zum Zeitpunkt des Todes?

Nicht: Endzustände wie Atemstillstand, Herz-Kreislaufversagen, Kachexie

Hinweis für das Gesundheitsamt: Obduktion wird angestrebt ja / nein

4. Weitere Angaben zur Todesursache (zur Klassifikation)

Bei Unfall, Vergiftung, Gewalteinwirkung und Selbsttötung — Äußere Ursache der Schädigung (nähere Angaben über den Hergang)

Unfallkategorie – **Bitte nur Untergruppen ankreuzen!**: Arbeits- oder Dienstunfall (ohne Wegeunfall) / Häuslicher Unfall / Schulunfall (ohne Wegeunfall) / Sport- oder Spielunfall (außer bei schulischer Veranstaltung oder im Haus) / Verkehrsunfall (einschließlich Wegeunfall) / Sonstiger Unfall

Bei Kindern unter 1 Jahr und bei Totgeborenen — Wo wurde das Kind geboren? im Krankenhaus / zu Hause / Sonstiger Ort

Länge und Gewicht bei der Geburt: cm g — Mehrlingsgeburt: ja / nein — Bei Neugeborenen, die innerhalb der ersten 24 Stunden gestorben sind: Lebensdauer in Stunden / nicht bekannt

Nur ankreuzen, wenn ein Zusammenhang zwischen einer Schwangerschaft bzw. einer vorausgegangenen Entbindung und dem Tod bestand: Die Verstorbene war schwanger / Die Verstorbene hat in den letzten 3 Monaten entbunden

5. Sektionsbefund

Name und Anschrift der Obduzentin oder des Obduzenten

Welche Krankheit oder Verletzung hat den Tod herbeigeführt?

Welche Krankheiten oder Verletzungen lagen dem ursächlich zugrunde (richtige Kausalkette, Grundleiden an **letzter** Stelle)? — als Folge von: / als Folge von (**Grundleiden**):

Welche anderen wesentlichen Krankheiten bestanden zum Zeitpunkt des Todes?

15/706

Abb. 13. Todesbescheinigung – vertraulicher Teil (Beispiel Niedersachsen)

Auf dem Grundleiden soll sich eine „Kausalkette" aufbauen lassen. Dies ist ohne fremde Angaben (Hausarzt) nur selten möglich.
Beispiel für eine Kausalkette:

- Schock durch Blutverlust,
- Oberschenkelfraktur mit Arterienverletzung,
- Verkehrsunfall,
- nichtnatürlicher Tod: Meldung bei der Polizei.

Anderes Beispiel:

- Lungenembolie,
- tiefe Beinvenenthrombose,
- natürlicher Tod.

Das Ausstellen der Todesbescheinigung erfordert die „Leichenschau". Die Todesbescheinigung ist ein amtliches Dokument, in dem der Arzt durch Unterschrift bescheinigt, sichere Zeichen des Todes (Totenflecke, Totenstarre) wahrgenommen und die Leiche sorgfältig untersucht zu haben. Dazu muß diese vollständig entkleidet werden!

Kennt der Arzt den Toten nicht, kann er nur nach den Umständen und nach Rücksprache mit dem Hausarzt einen natürlichen Tod vermuten, er muß vor Ort ein „Fremdverschulden" ausschließen. Dazu gehört, daß der Arzt auf Veränderungen an der Leiche (Verletzungen, Hautfarbe) genauso achtet wie auf die äußeren Umstände (wer hat die Leiche wo und wie gefunden?). Bei einem fremden Patienten ist in der Regel die Todesursache nur zu vermuten – dies soll auf dem Totenschein vermerkt werden („mögliche Todesursache Herzinfarkt")!

- Natürlicher Tod:
  - Der Tod war durch eine vorausgegangene Erkrankung zu erwarten.
- Nichtnatürlicher Tod:
  - Unfall, Mord, Selbstmord, jegliche Form der Gewaltanwendung.
- Nicht geklärt
  - Die Todesursache ist durch Anamnese und Leichenschau nicht erkennbar (das kommt im Notfalldienst häufiger vor).

Zwar ist der Arzt nicht verpflichtet, kriminalistisch vorzugehen, jedoch hat er offensichtliche Veränderungen an der Leiche zu melden. Er kann dadurch nicht nur helfen, ein Verbrechen aufzuklären, sondern es können auch Unglücksfälle verhindert werden (z. B. hellrote Totenflecke als Hinweis auf eine CO-Vergiftung, Folge einer defekten Heizung).

Sind weder durch Anamnese noch durch die Leichenschau Erkrankungen zu eruieren, die den Tod verursacht haben, wird dies in der Todesbescheinigung vermerkt. „Kreislaufstillstand" ist nicht die Ursache des Todes, sondern dessen Folge!

Anzeige bei der Polizei muß erstattet werden bei

- Verdacht auf gewaltsamen Tod,
- Verdacht auf nichtnatürlichen Tod,
- der Leichenschau eines Unbekannten,
- Unfällen, Unfallfolgen oder Erkrankungen, bei denen die Berufsgenossenschaft Kostenträger ist.

Rücksprache mit der Polizei soll gehalten werden bei

- unerwartetem Tod,
- unklaren Todesumständen,
- unbekannten Toten,
- dem Tod von Kindern oder Jugendlichen.

Merke
- Die Leiche muß entkleidet werden, damit sichere Todeszeichen gefunden werden.
- Natürlicher Tod: Der Tod war durch eine vorausgegangene Erkrankung zu erwarten.
- Nichtnatürlicher Tod: Unfall, Mord, Selbstmord, jegliche Form der Gewaltanwendung.
- Nicht geklärt: Die Todesursache ist durch Anamnese und Leichenschau nicht erkennbar.
- Kein kriminalistisches Vorgehen, jedoch offensichtliche Veränderungen an der Leiche melden.
- „Kreislaufstillstand" ist nicht die Ursache des Todes, sondern dessen Folge!

> **Beachte**
> Die Leichenschau wird in den Bundesländern (noch) nicht einheitlich geregelt. In einigen Ländern (z. B. Niedersachsen, Schleswig-Holstein, Saarland) ist der Arzt zur Leichenschau verpflichtet, der Notfalldienst ist es in aller Regel. Im § 168 StGB wird die „Störung der Totenruhe" geahndet, dies ist z. B. eine Autopsie ohne Genehmigung. Eine besondere Ausbildung des Arztes ist nicht erforderlich. Ist eine strafbare Handlung wahrscheinlich, wird möglichst wenig an der Leiche verändert (z. B.: nicht entkleiden).
> Der Tod nach einer sorgfältig durchgeführten Operation gilt als natürlicher Tod.

Ziel der Leichenschau auf der Basis der gesetzlichen Regelungen ist es

- den Tod festzustellen,
- strafbare Handlungen aufzudecken,
- eine Mortalitätsstatistik zu erstellen.

13 Spezielle Krankheitsbilder

Alle Patienten mit unklaren Diagnosen und ernsthaften Krankheiten werden angewiesen, sich am nächsten Werktag beim Hausarzt oder einem Gebietsarzt vorzustellen, denn das genannte Vorgehen ist nicht in allen Fällen ausreichend. Gegebenenfalls sind weitere Maßnahmen notwendig (technische Untersuchungen, Kontrolle der Befunde).

13.1 Abort (Fehlgeburt)

Sofort Vorstellung beim Gynäkologen ohne weitere Maßnahmen (stationäre Einweisung) ([35], S. 491).

13.2 Abszeß

Der reife Abszeß wird eröffnet und entleert. Eine Lokalanästhesie ist nicht notwendig, Verband mit Polyvidonjod, tägliche Wundkontrolle. Den unreifen Abszeß verbindet man mit Polyvidonjod, ebenfalls tägliche Kontrolle. Größere Eiterherde gehören in die Chirurgie. Vorsicht bei Abszessen kranial der Oberlippe!

13.3 Allergien

Veränderte Reaktion des Immunsystems gegenüber körperfremden Stoffen, die als Allergene erkannt werden; Entzündungsreaktionen nach erneutem Kontakt an den allergisierten Organsystemen (Haut, Konjunktiven, Nasen-, Rachen-, Bronchialschleimhaut, Magen-Darm-Trakt).

Allergien können unterschiedliche Reaktionen der Haut hervorrufen und sind daher oft schwer zu diagnostizieren; im Zweifel ist das verdächtige Agens zu meiden. Eine Allergiediagnostik kann nach Kortison und/oder Antiallergika erst nach einiger Zeit durchgeführt werden.

Allergie bedeutet hier kutan-vaskulärer Typ. Stoffe werden nach Bildung von Antikörpern (Gedächtnis) durch Antigen-Antikörper-Reaktion auf Mastzellen gebunden, zerstören diese und setzen Histamin frei; das führt zur Permeabilitätssteigerung der Kapillaren (und Bronchokonstriktion) nach dem „Alles-oder-nichts-Gesetz".

Urtikaria sind rasch auftretende, ubiquitäre, rötliche, erhabene, scharf umschriebene Ödeme.

Das **Quincke-Ödem** bezeichnet eine teigige Schwellung. Therapie: je nach Schwere oral Dimetinden (Fenistil) oder i.v.; weniger sedierend Cetirizin (Zyrtec oral). Eine Kombination mit Kortison (Solu-Decortin i.v. oder Prednisolon oral) ist möglich, Dosis um 50 mg. Salben sind beliebt, jedoch wenig wirksam.

13.4 Anaphylaktischer Schock

Als Folge einer Antigen-Antikörper-Reaktion verursachen Histamine u. a. eine massive Dilatation der arteriellen Gefäße mit Symptomen, die meist unmittelbar nach Antigenkontakt, manchmal aber auch verzögert (Stunden!) auftreten können.

Ursache: Medikamente (Injektionen), Insektenstiche (nur Wespe, Biene, Hornisse), selten auch inhalativ und Nahrungsmittel.

Symptome – Vorboten

- Unruhe,
- Hautjucken,
- Niesen,
- pelziges Gefühl im Mund und an der Zunge,
- Hitzegefühl,
- Kitzeln im Hals.

Stadium I. Schwindel, Kopfschmerz, Erythem, Ödem.

Stadium II. Zusätzlich Übelkeit, Erbrechen, Blutdruckabfall, Tachykardie, Atemnot.

Stadium III. Zusätzlich Kreislaufdepression, Bronchospastik, Bewußtseinseintrübung bis Bewußtlosigkeit.

Stadium IV. Zusätzlich Herz-Kreislauf-Stillstand.

Therapie – *beim geringsten Verdacht*
1. Zufuhr des auslösenden Antigens unterbrechen.
2. Suprarenin 1 Amp. in 10 ml-Spritze bis 10 ml mit NaCl verdünnen und davon 1 ml i.v., dann nach Wirkung langsam i.v. (s.c. nur, wenn keine Vene zu finden ist). Richtdosis alle 5 min 0,5 ml i.v., bei Kindern weniger.
3. H_1-Antagonist Dimetinden (Fenistil) 1 Amp. i.v.
4. Kortison (250 mg Solu-Decortin H i.v. oder Fortecortin), auch bei Kindern!
5. Infusion anlegen (Ringer-Laktat-Lösung).
6. Immer stationär einweisen, NAW, begleiten!

13.5 Angina (Halsschmerzen)

Je nach Inspektion als eitrige Angina mit Penicillin behandeln. Ohne Hinweis auf bakterielle Infektion mit H_2O_2 3% ca. 10mal am Tag unverdünnt gurgeln lassen. Ibuprofen bei Schmerzen.

13.6 Apoplektischer Insult (Schlaganfall, Apoplex)

Akute zerebrovaskuläre Insuffizienz mit neurologischem Symptomenkomplex.
Ursache: Hirninfarkt (häufiger) oder Hirnblutungen (seltener).

1. Flüchtige, zerebrale Ischämie 30%:
   a) transitorische ischämische Attacke (TIA), Dauer bis zu 24 h,

b) prolongiertes, reversibles, ischämisches neurologisches Defizit (PRIND);
2. nicht oder nur teilweise reversible Halbseitenlähmung (Apoplex).

Da unterschiedliche Arterien und deren Versorgungsgebiete betroffen sein können, findet man an klinischen Symptomen
- Sehstörunen (Amaurisis fugax),
- Sprachstörungen (Dys-, Aphasie),
- Schluckstörungen,
- Inkontinenz,
- Halbseitenparese,
- Schwindel, Ohrgeräusch,
- psychische Veränderungen (Aggressivität),
- Bewußtseinsstörung (bis zum Koma),
- selten (starke) Kopfschmerzen.

Das Vorgehen richtet sich nach dem Schweregrad der klinischen Symptome und dem Alter des Patienten:
- Bei Bewußtlosigkeit Notarztwagen rufen.
- Lagern (Aspiration vermeiden)!
- Überwachen der vitalen Funktionen (Herz-Kreislauf).
- Atemwege frei machen.
- Venösen Zugang legen.

Behandlungsziel ist:
- keine sekundären Komplikationen,
- bei Erbrechen stabile Seitenlagerung,
- stationär einweisen.

Beachte
Hoher Blutdruck wird entgegen älterer Empfehlung auch dann nicht gesenkt, wenn er sehr hoch ist. Dies bleibt der Klinik überlassen und soll in wenigen Tagen unter Überwachung durchgeführt werden. Begründet wird dieses Vorgehen mit der schlechteren Durchblutung benachbarter Hirnareale bei zu schnellem Blutdruckabfall.
Ein überzeugendes, vom Notfalldienst durchzuführendes Behandlungskonzept gibt es derzeit (1997) nicht (z. B. Kortison i.v., Furosemid i.v., Hirnprotektiva etc.).

13.7 Augenerkrankungen

Gerötetes, schmerzendes Auge. Eine Differentialdiagnose ist im Notfalldienst meist nicht möglich, jedoch muß durch Anamnese und Untersuchung eine Verletzung (auch Verätzung) ausgeschlossen werden, weil sie dem Facharzt vorzustellen ist. Im Notfalldienst kann man sich auf die Verordnung von Vidisept N Augentropfen beschränken ([1], S. 1869).

Hyposphagma. Subkonjunktivale Einblutung, keine Therapie notwendig, beruhigen.

Konjunktivitis. Gefäßinjektion der Bindehaut, je nach Ursache behandeln:

- symptomatisch: Xylometazolin (Otrivren AT),
- physikalische Reize: Dexpanthenol (Bepanthen Augensalbe, Vidisept N = Polyvidon AT), kein Kortison; Fremdkörper müssen vom Augenarzt entfernt werden
- Allergie (Heuschnupfen): Cromoglicin Augentropfen, oral Dimetinden (Fenistil oder weniger sedierend Zyrtec),
- Virusinfekt: Vidisept N,
- bakterielle, eiternde Entzündung: Kanamytrex Augentropfen alle 2 h 1 Trpf. in jedes Auge ([1], S. 1817); alternative: Bibrocathol = Noviform, schwaches Antiseptikum.
- Fremdkörper, Kontusion des Auges (Tennisball), Augenverletzungen: sofort dem Facharzt vorstellen,
- akuter Glaukomanfall, Kopfschmerzen, Pupillenstarre, Visusstörung, Augapfel bei Palpation hart, selten: als Notfall dem Augenarzt vorstellen.

13.8 Bursitis

Aseptische Schleimbeutelentzündung. Verband mit „Sportsalbe" (Voltaren Emugel, Dolobene), oral NSAR wie Ibuprofen.

13.9 Cholezystitis

Symptome wie bei einer Gallenblasenkolik, zusätzlich Druckschmerz, Fieber, Krankheitsgefühl. Schmerztherapie (Novalgin, Buscopan) und stationäre Einweisung.

13.10 Morbus Crohn, Enterokolitis, Colitis ulcerosa

Systemerkrankungen; falls eine stationäre Einweisung nicht erforderlich ist und lediglich die Tenesmen behandelt werden müssen: Buscopan, ein Spasmolytikum, s.c. Die Dauertherapie dem Hausarzt überlassen.

13.11 Dekubitus

Druckgeschwür. Verband mit Polyvidonjod, Dauertherapie dem Hausarzt überlassen.

13.12 Diabetes mellitus

Stoffwechselstörung durch Insulinmangel mit erhöhten Blutzuckerwerten.
Zwar ist der Diabetes mellitus eine häufige Erkrankung, die aber im Notfalldienst nur bei Hypoglykämien ärztliches Handeln erfordert. Diabetiker kennen ihre Diagnose.

Anamnese

1. Welche Therapie?
   - orale Antidiabetika,
   - Insulin,
   - Diät.
2. Wurde sie exakt eingehalten wie immer oder
   - Medikamentenfehler,
   - Diätfehler.
3. Stoffwechselbelastung durch

Diabetes mellitus

- Krankheiten (Durchfall, Infektionen),
- Fehlverhalten (zu hohe Belastung, Alkohol, Süßigkeiten).

Klinik der Hypoglykämie

- Vegetativ:
  - rasch schlechter,
  - Heißhunger,
  - kalter Schweiß,
  - Zittern,
  - Kopfschmerz.
- Neurologisch:
  - Kribbeln,
  - Somnolenz,
  - Bewußtlosigkeit,
  - Paresen (!).
- Psychisch:
  - unruhig.

Vorgehen

Die Diagnose wird durch Blutzuckermessung gesichert. Ist dies nicht möglich, hat folgendes Vorgehen zur Vermeidung irreversibler Schäden Priorität: Sofort bei bloßem Verdacht 20–50 ml Glukose (Dextro med 40%) langsam i.v. Alle Symptome müssen fast schlagartig verschwinden, oder es war keine Hypoglykämie. Nach 20 min erneut Blutzucker bestimmen. Bei neurologischen Symptomen (Bewußtsein getrübt) stationär einweisen. Insulin wird im Notfalldienst nicht eingesetzt.

Sollte eine Hyperglykämie vorliegen, so erfolgt auf das obige Vorgehen keine Besserung. Eine Hyperglykämie muß vom Notfalldienst nicht therapiert werden, der Patient wird bei deutlichen Symptomen stationär eingewiesen.

Insbesondere bei Greisen ist der Blutzucker nicht auf „Normalwerte" zu senken. Werte von 200–300 mg-% Blutglukose sind durchaus tolerabel! Auch bei jüngeren übergewichtigen Diabetikern des Typs II („metabolisches Syndrom") sind im Notfalldienst höhere Werte tolerabel. Ohne zwingenden Grund wird die Dauerbehandlung nicht geändert! Keine Diabetesneueinstellung!

13.13 Distorsionen

Gewaltsame Überdehnung der Haltebänder von Gelenken.
Die Therapie richtet sich nach den Schweregraden.

1. Keine oder geringe Schwellung, nur Bewegungs- und Druckschmerz: Ruhigstellen, Lagern, Eisbehandlung (maximal 10 min!), „Sportsalbenverband" mit Voltaren, Dolobene etc. mit elastischer Binde, oral NSAR (Diclofenac, Ibuprofen 600 3mal 1).
2. Schwellung, Hämatom, Erguß, Ruheschmerz, Verdacht auf Einrisse der Bindegewebsfasern: Abwägen, ob unter obiger Therapie bis zur nächsten Sprechstunde gewartet werden kann oder ob ein Vorgehen wie bei 3. angezeigt ist.
3. Erhebliche Schwellung, schnell aufgetretenes Hämatom, Verdacht auf Bänderriß, Gelenkbinnenverletzung oder blutigen Erguß: Die Vorstellung beim Chirurgen ist sofort notwendig.

Alle ernsthaften Gelenkverletzungen sind wegen der erheblichen Folgen für die Gelenkfunktionen dem Chirurgen vorzustellen!
Distorsionen sind keine Bagatellverletzungen!

13.14 Durchblutungsstörungen

Sie werden vom Laien als Ursache für unterschiedliche Symptome angeschuldigt. Kommt es zu akuten Verschlüssen von Arterien oder Venen, ist der Verlauf meist dramatisch:

1. Akutes Abdomen bei Verschlüssen der Bauchgefäße.
2. Schwerste Schmerzen in den Extremitäten bei akutem Arterienverschluß.
3. Infarkte der verschiedenen Organe (Hirninfarkt).

Vorgehen: Akute Verschlüsse – auch die periphere arterielle Verschlußkrankheit (AVK) – sind stationär zu behandeln.

13.15 Epikondylitis

Entzündung am Epikondylus bei Überbeanspruchung (meist als Epicondylitis radialis, „Tennisellbogen") mit Druckschmerz am Muskelansatz.
Therapie: Wärme, Ruhigstellung, Infiltrationen mit Bupivacain-Kortikoid-Gemisch.

13.16 Erysipel (Wundrose)

Akute Entzündung der Haut durch Streptokokken.

Klinik. Hohes Fieber, Schüttelfrost, schmerzhafte, scharf begrenzte, ödematöse Rötung.

Therapie. Örtlich Polyvidonjod, systemisch Penicillin (Erythromycin).

13.17 Halswirbelsäulenschmerzen (HWS-Syndrom)

Distorsion (HWS-Schleudertrauma): Nach Auffahrunfällen treten oft etliche Stunden später Schmerzen im Bereich der HWS auf, die Wochen anhalten können. Der Übergang zum akuten Schiefhals ist fließend. Ist ein **akuter Schiefhals** durch z. B. Fehlbewegung oder Fehlhaltung der HWS mit Gelenkblockierung entstanden, sind die Schmerzen so stark, daß der Hals kaum bewegt werden kann.

Vorgehen. Ist ein Unfall die Ursache, schon aus versicherungsrechtlichen Gründen beim Chirurgen vorstellen (Röntgen). Die unfallbedingte HWS-Distorsion ist gutachterlich umstritten!

Therapie. Ibuprofen (3mal 600 mg) und zur Muskelrelaxation Diazepam 10 mg zur Nacht. Bei der HWS-Distorsion zusätzlich Ruhigstellen in einer Schanz-Krawatte.

13.18 Harnwegsinfekt

Bakterielle (meist Escherichia coli) Infektion der ableitenden Harnwege.
Die **akute Zystitis** ist die häufigste Ursache von Unterbauchschmerzen bei Frauen, bei Männern eher selten. Die Schmerzen beim Wasserlassen sind typisch („Blasenschneiden", schmerzhafter Harndrang). Der Urin ist trübe, er kann mit einem Urinstix untersucht werden.
Einzeittherapie mit 3 Tbl. Cotrimoxazol forte (Cotrim forte, TMS forte). Die Schmerzen kann man mit Ibuprofen behandeln: 3mal 600 mg.

13.19 Hauterkrankungen

Nur wenige, meist akut aufgetretene Dermatosen sind am Wochenende zu behandeln.
Kinderkrankheiten mit Hautveränderungen s. 6.5.
Juckreiz jeder Genese kann mit Thesit Gel (Polidocanol + Mepivacain + Benzalkoniumchlorid) äußerlich behandelt werden. Das Antihistaminikum Fenistil (alle Applikationsformen, für Kinder geeignet) macht müde und lindert den Juckreiz.
Patienten mit Erkrankungen der Haut können in der Regel ohne Therapie auf die nächste Sprechstunde beim Hausarzt verwiesen werden, ohne daß ein zusätzlicher Schaden entsteht (es gibt kaum „abwendbar gefährliche Verläufe" bei Hautkrankheiten). Seltene Ausnahmen (z. B. Skabies beim Säugling, schwere bakterielle Dermatitis auf dem Boden einer Neurodermitis) werden stationär eingewiesen.
Allergien (s. 13.3) können anderen Hautkrankheiten ähneln. Therapie: Dimetinden (Fenistil, für Kinder geeignet, macht müde); Reserve: Cetirizin (Zyrtec). In schweren Fällen zusätzlich Kortison (Decortin 50 mg Tbl.). Bei Schock: zusätzlich Adrenalin (s. anaphylaktischer Schock, 13.4).
Sonnenbrand s. S. 13.39.

13.20 Herpes

Viruserkrankung mit Bläschenbildung in der Haut, meist an den Lippen. Behandlung mit Triapten, nur in schweren Fällen (ausgedehnter Befall, Genitalherpes) Aciclovir (Zovirax) Tabletten.

13.21 Herpes zoster (Zoster, Gürtelrose)

Neurotrope Viruskrankheit.

Klinik. Halbseitig-bandförmiges Exanthem im Innervationsgebiet von Spinalganglien, auch am Kopf möglich, dann oft ernst; geht meist mit starken Schmerzen einher.

Therapie. Eine ideale Therapie gibt es nicht ([6], S. 1513); Lokalbehandlung mit Zinköl (Zinkoxyd plus Olivenöl, Rp. Oleum zinci); Analgetika (Ibuprofen 3mal 600 mg, Paracetamol comp.). Am Anfang der Erkrankung ist eine Behandlung mit dem Virostatikum Aciclovir lokal und systemisch indiziert (Aciclovir Creme 20 g, Aciclovir 800 Tabletten 3mal 1, ([6], S. 1513).

13.22 Herzrhythmusstörungen

Der Herzschlag ist zu schnell, zu langsam oder unregelmäßig.

Vorgehen: Falls den Rhythmusstörungen ein akutes kardiales Ereignis (s. Kap. 5) vorausging, ist die stationäre Einweisung angezeigt. In allen anderen Fällen gilt:

Keine Behandlung von Rhythmusstörungen im Notfalldienst!

Sie bleibt dem Spezialisten überlassen, weil die Therapie so gefährlich ist wie die Krankheit. Bei Tachykardien ist eine Frequenz von 220 minus Lebensalter bis zur nächsten Sprechstunde tolerabel (Faustregel).

13.23 Hörsturz

Schnell einsetzender, einseitiger Hörverlust.

Die Anamnese (akutes Trauma, Lärm) und die klinische Untersuchung, die banale Gründe (Verschluß durch Ohrenschmalz) aufdeckt, bestimmen das Vorgehen. Da schnelles Handeln erforderlich ist, entweder einem HNO-Arzt vorstellen oder als Notfall in eine HNO-Klinik einweisen.

13.24 Hypertonie

Hypertonie ist eine dauernde Erhöhung des Blutdrucks auf Werte über 140 mmHg zu 90 mmHg.

Falls überhaupt Beschwerden auftreten, sind sie variabel. Schwindel, Kopfschmerzen, Sehstörungen, Stenokardien, Belastungsdyspnoe lassen einen Hochdruck als Ursache vermuten. Erhöhte diastolische Werte (über 100 mmHg bis 115 mmHg) werden dem Hausarzt in die nächste Sprechstunde überwiesen und nur dann behandelt, wenn die ersten Symptome bereits aufgetreten sind. Werte über 115 mmHg diastolisch werden auch dann gesenkt, wenn sie als Nebenbefund zufällig gemessen wurden: Nifedipin 2- bis 3mal 10 mg täglich.

13.25 Hypertensive Krise

Schneller („krisenhafter") Anstieg des Blutdrucks mit akuten Organkomplikationen.

Dabei sind die gemessenen Blutdruckwerte nur Richtgrößen, entscheidend für die Diagnose sind die Folgen mangelnder Anpassungsfähigkeit des Gefäßsystems an den schnellen Blutdruckanstieg. Gefährlich sind z. B. diastolische Werte über 130 mmHg (Hypertonie – Stadium IV).

Symptome

1. Allgemein: Schwindel, Übelkeit, Erbrechen, Kopfschmerz, Herzschmerzen, Ohrensausen, Unruhe.

2. Kardial: Linksherzinsuffizienz, Lungenödem, Angina pectoris, Infarkt.
3. Zerebral: Kopfschmerzen, Sehstörungen, Blutung (Apoplex). Die Enzephalopathie ist wechselnd im Erscheinungsbild (von einer Bewußtseinsstörung bis zum Koma, psychische Veränderungen, Herdsymptome).
4. Sonstige: Niereninsuffizienz, Dauerschäden der beteiligten Organe.

Therapieziel. Absenken des Hypertonus in 15–30 min auf Werte um 160/90 mmHg.

Vorgehen. Kurze symptombezogene Untersuchung. Mit leicht erhöhtem Oberkörper lagern. Ein Sprühstoß Nitrolingual, je nach Blutdruckwerten 5 min später 2. Sprühstoß, maximal 4 Sprühstöße.

Alternative Therapie. Nifedipin (Adalat 10 mg kauen und schlukken lassen), Urapidil (Ebrantil) i.v.

Vorsicht bei Polymorbiden und Greisen. Bei Unruhe 5–10 mg Diazepam (Valium MM) i.v. Bei Lungenödem: 1 Amp. = 40 mg Furosemid i.v. Eine hypertensive Krise ist als Notfall immer stationär einzuweisen.

13.26 Hyperventilationstetanie

Definition. Tetanische Krämpfe, bedingt durch eine (psychogene) Hyperventilation.

Klinik. Respiratorische Alkalose, Sinken des Kalziums im Serum; es kommt zu einer neuromuskulären Übererregbarkeit mit Pfötchenstellung der Hände, Arme gebeugt, Karpfenmaul, Beine gestreckt, Zehen nach plantar gebeugt, Parästhesien, Bewußtsein getrübt. Das Krankheitsbild sieht bedrohlich aus, alle sind ängstlich, haben den Notarzt schon bestellt. Meist sind junge labile Frauen betroffen.

> **Merke**
> Die Hyperventilationstetanie ist für den Kranken und seine
> Angehörigen ein *subjektiv* bedrohlicher Zustand.

Therapie. Ambulant einfach zu behandeln mit 10 mg (manchmal auch 20 mg) Diazepam i.v. (Valium MM). Dies führt zu einer Apnoe, die den Anfall sofort beseitigt, weil die respiratorische Alkalose beendet wird. Keine Krankenhauseinweisung, über die Harmlosigkeit aufklären.

Alternative: Andere Therapien sind weniger wirksam und nicht von Dauer, z. B. kurzfristig Rückatmung in eine Plastiktüte (Erhöhung des alveolären pCO_2). Die Methode stößt stets auf Ablehnung, da der Patient ohnehin schon Angst hat. Außerdem wird damit die Angst und/oder der psychische Streß (s. 11.1.4) als Ursache nicht beseitigt.

13.27 Hypotonie, Orthostase, Kreislaufdysregulation

Definition. Systolischer Blutdruck unter 100 mmHg und/oder diastolischer Wert unter 60 mmHg.

Orthostase: Im Liegen normaler Blutdruck, im Stehen Schwindelgefühl, Schwarzwerden vor den Augen.

Klinik. Kollapsneigung, Schwitzen, kalte Extremitäten, Bradykardie, Herzklopfen.

Therapie. Prüfen, ob blutdrucksenkende Medikamente eingenommen wurden. Etilefrin (Effortil) Tabletten, Tropfen, Ampullen.

13.28 Insektenstiche

Wer nach einem Biß oder Stich eines Insektes oder eines Spinnentieres den Arzt aufsucht, hat meist keine Kenntnis über die Art des Tieres. Drei verschiedene Gefahren müssen im Schweregrad abgeschätzt und wenn nötig behandelt werden (unabhängig vom Tier):

1. reine Giftfolge,
2. allergische Reaktion,
3. übertragene Krankheiten.

Die Punkte 1. und 3. sind in Deutschland im Notfalldienst selten. Diagnostische Schwierigkeiten gibt es bei Tropenreisenden, Zeckenborreliosen und in Südeuropa bei der FSME (Frühsommermeningoenzephalitis).

Anamnese

1. Allergiker? Wenn ja, vorbehandelt wegen einer Insektenstichallergie?
2. Welches Tier in welcher Landschaft? Gefährliche Allergien gibt es nach Stichen von Bienen, Wespen und Hornissen.
3. Wohin wurde gestochen? Im Kopfbereich sind Stiche gefährlicher als in anderen Körperregionen.
4. Mehrere Stiche? Auch bei Kindern ist die reine Giftwirkung erst nach 20–50 Stichen (!) bedenklich, bei Allergikern genügt bereits 1 Stich.

Untersuchung. Inspektion der Stichstelle; falls der Stachel noch sitzt (Bienenstich), muß er entfernt werden. Nicht mit einer Pinzette fassen, weil sonst der daran sitzende Giftsack ausgedrückt wird, sondern von unten mit einem spitzen Gegenstand (Messer) in Stichrichtung herausschieben. Zecken (Nymphen sind sehr klein!) werden mit einer speziellen Zeckenzange gefaßt und herausgedreht. Die Zecken nicht zerquetschen, da der Darminhalt infektiös sein kann.

Suche nach Reaktionen

Grad 1: Nur an der Stichstelle Rötung und Schwellung.
Grad 2: *Allgemeinreaktionen:* Grad 1 plus Fernwirkungen wie teigige Hautschwellungen entfernt von der Stichstelle, Übelkeit, Schwindel, Engegefühl über der Brust.
Grad 3: *Schwere Allgemeinreaktionen:* Grad 1 und 2 plus starke Schwellungen, Luftnot, Angst, Sprachstörungen, Benommenheit, Schwäche.

Grad 4: *Schockreaktion:* Grad 1, 2 und 3 plus Zyanose, Blutdruckabfall, Kollaps, Bewußtlosigkeit.

In jedem Stadium kann die Reaktion stehenbleiben. Werden die Stadien schnell durchlaufen, besteht Lebensgefahr (anaphylaktischer Schock, NAW rufen). Auch muß der Zeitabstand zwischen Stich und Reaktion beachtet werden: Je kürzer um so ernster. Die Therapie richtet sich nach den erhobenen Befunden.

Therapie

- Bei Grad 1: Keine Therapie oder kühlen, Juckreiz stillen mit Thesit. Falls erhebliche Schwellungen oder ein Stich am Kopf oder am Finger behandelt werden müssen: wie Grad 2.
- Bei Grad 2: Antihistaminikum Tavegil allein oder mit Kortison (Prednisolon Tbl. oder Decortin 50 mg Tbl.).
- Bei Grad 3: Tavegil i.v., 50 mg Solu-Decortin H i.v.
- Bei Grad 4: Vorsichtig und verdünnt Adrenalin (Suprarenin) i.v. oder s.c., Tavegil i.v., 250 mg Solu-Decortin H i.v. Keine bronchospasmolytische Therapie erforderlich. Nicht abwarten, NAW anfordern.

13.29 Keuchhusten (Pertussis)

Infektionskrankheit mit typischen Hustenanfällen. Nachts häufiger als tagsüber treten heftige, stakkatoartige Hustenstöße mit vorgestreckter Zunge auf, anschließend juchzendes Einatmen, schnelle Wiederholung der Anfälle, Dyspnoe, Zyanose (Stickhusten). Dann wird zäher Schleim erbrochen. Bei Säuglingen lebensgefährlich!

Therapie. Mukolytika (Ambroxol Saft), Makrolidantibiotika (Erythromycin Saft). Säuglinge werden stationär eingewiesen. Isolierung notwendig. Nach Exposition Antibiotikaprophylaxe mit Erythromycin bei Ungeimpften erwägen!

13.30 Lungenödem

Lebensgefährliche Dyspnoe durch die Überflutung des interstitiellen Lungengewebes und der Alveolen mit Blutplasma.
Das abfließende Blut aus den Lungen staut sich vor dem linken Ventrikel beim akuten Linksherzversagen. Folge: Ödem. Ursachen können sein: Infarkt, Rhythmusstörungen, hypertensive Krise, Klappenfehler. Die Diagnose ist meist einfach.
Nachts oder bei Belastung entwickelt sich rasch eine schwere Atemnot mit Reizhusten, Angina; der sehr unruhige Patient will sitzen, ans Fenster.

Klinik. In- und expiratorische Dyspnoe, Rasseln über der Lunge, dünnflüssiges Sputum.

Therapie. Lagern mit erhöhtem Oberkörper und die Beine hängen lassen, 1 Sprühstoß Nitrolingual (nur bei RR über 110 mmHg) und 1 Amp. = 40 mg Furosemid (Lasix) i.v. (darf wiederholt werden) und in Begleitung stationär einweisen; Sauerstoff im Krankenwagen.

13.31 Meningitis

Infektionserkrankung bakteriell (Meningokokken u. a.), viral, aber auch nach massiver Sonnenbestrahlung.

Klinik. Fieber, Kopfschmerz, Bewußtsein getrübt, Krämpfe, beim Neugeborenen schwer zu erkennen! (vorgewölbte Fontanelle, Krämpfe).

Vorgehen. Bei Verdacht stationäre Einweisung.

13.32 Mononucleosis infectiosa (Pfeiffer-Drüsenfieber)

Virusinfektion mit Schwellung des lymphatischen Gewebes, typische Blutbildveränderungen (Hausarzt).

Klinik. Fieber, Kopf- und Gliederschmerzen; generalisierte Lymphknotenschwellungen, Tonsillitis; multiformes Exanthem, falls (falsch) mit Ampicillin behandelt wurde.

Therapie. Bei Schmerzen Paracetamol, bei Angina H_2O_2 3%.

13.33 Nasenbluten

In über 90% der Fälle ist Nasenbluten harmlos und hört von allein auf. Schon am Telefon folgende Anweisung geben:

1. hinsetzen,
2. schneuzen,
3. Blut in eine Schüssel tropfen lassen,
4. kalten, nassen Lappen in den Nacken (nützt nichts, beruhigt aber),
5. beruhigen.

Vorgehen beim Eintreffen

1. Aufgeregte Angehörige beruhigen.
2. Falls es noch blutet: schneuzen.
3. Abschwellende Nasentropfen (Olynth) geben (fast in jeder Hausapotheke ist dieses oder ein ähnliches Mittel vorhanden).
4. Knorpelnase 5 min zusammendrücken.

Danach gibt es 2 Möglichkeiten:

1. Blutung steht. Den Patienten ermahnen, jegliche Fummelei, auch Schneuzen, jetzt zu unterlassen, denn sonst blutet es wieder. Auch nicht stoßen! Blutdruck, falls hoch, senken; Ruhe verordnen.
2. Blutung steht nicht: Es läuft trotz nach vorn geneigtem Kopf auch nach hinten (!): den Patienten in der HNO-Klinik vorstellen. Sonst: vordere Nasentamponade. Mit Nasentropfen, Nasensalbe, zur Not auch trockenen oder mit Wasser getränkten schmalen Mullstreifen (Verband) in einem Stück in die Nase stopfen. Nach 24 h ziehen (!). Kein unsachgemäßes Arbeiten, dann lieber in der HNO-Klinik vorstellen.

13.34 Otitis media, Otitis externa, Ohrenschmerzen

Infektionen des mittleren (Otitis media) und des äußeren Ohres gehen mit starken Schmerzen und beeinträchtigtem Allgemeinbefinden einher. Diagnose durch Spiegeln: hochrote, trübe Trommelfelle, bei der Otitis media manchmal vorgewölbt. Bereits eine leichte Otitis externa schmerzt sehr.

Behandlung der Otitis media. Amoxicillin, besser Makrolide (Erythromycin oder Zithromax), abschwellende Nasentropfen (Olynth).

Behandlung der Otitis externa (Gehörgangsentzündung). Je nach Befund Antibiotika (eher selten, dann wie bei Otitis media), in jedem Fall aber Analgetika (Ibuprofen). Örtliche Behandlung mit Polyspectran Salbe oder Tropfen (Lokalantibiotika). Bald dem HNO-Arzt zur Lokaltherapie (Salbeneinlage) vorstellen. Alternative: Otolitan farblos: Dequaliniumchlorid + Lidocain + Phenazon + Glycerol, wirkt schmerzlindernd, antiseptisch, für Säuglinge geeignet. Beachte: Ohrentropfen sind generell umstritten ([1], S. 950).

13.35 Parasiten

Im Notfalldienst werden Parasiten nur sehr selten festgestellt.
1. Würmer werden mit Mebendazol (Vermox) behandelt, 2 Tabletten an 3 Tagen (nicht bei Säuglingen und Schwangeren).
2. Ektoparasiten (Läuse, Krätzmilben etc.) werden mit Lindan therapiert (Jacutin Gel, Vorsicht: Jacutin gibt es in 2 verschiedenen Zusammensetzungen!). Kinder unter 3 Jahren stationär behandeln lassen.

13.36 Scharlach

Infektionskrankheit mit Angina und Exanthem.

Klinik. Kopfschmerz, hohes Fieber, Erbrechen, starkes Krankheitsgefühl, Schluckschmerz (Angina, Rachen und Gaumen stark gerötet). Exanthem: fleckige Rötung, periorale Blässe, Himbeerzunge.

Therapie. Penicillin, Amoxycillin. Bei Kontaktpersonen prophylaktische Penicillingabe erwägen (kann dem Hausarzt überlassen bleiben).

13.37 Schwindel

Häufiges, vieldeutiges Symptom als Folge eines Orientierungsfehlers im Schwerefeld der Erde oder eines Fehlers bei der nervalen Aufnahme, Leitung und Verarbeitung von Orientierungsdaten. Mangel in der räumlichen Orientierung bei Scheinbewegungen der Umwelt.

Trias des Altersschwindels
Schwanken, Unsicherheit, Fallneigung.

Vegetative Begleitsymptome (oft falsch als Ursache angeschuldigt) sind Übelkeit, Erbrechen, Schweißausbruch, Augenflimmern u. a.

Vorgehen. Aus der Anamnese muß eine der Ursachen vermutet werden:

- Gehirnarterienverschlüsse (TIA, PRIND),
- Verletzungen (Gehirnerschütterung),
- Entzündungen (Meningitis),
- Augenkrankheiten,
- Erkrankungen der Halswirbelsäule (Distorsion, Fehlstellung, Störungen des Muskeltonus),
- Inaktivität durch lange Bettlägerigkeit (Alter),
- internistische Erkrankungen (Herz-, Kreislaufstörungen),
- Vergiftungen (Alkohol, Medikamente).

Dann werden die Symptome und Beschwerden zugeordnet:
1. Befindlichkeitsstörung (physiologischer Reiz),
2. beginnende Krankheit:

a) leicht, temporär,
b) abwendbar gefährlicher Verlauf

Therapie. Grundleiden behandeln (falls möglich, z. B. Medikamentenpause, da viele Arzneien Schwindel auslösen können).
Antivertiginosa (Mittel der Wahl: Antihistaminika).
Dimenhydrinat (Vomex, Tbl., Supp., Amp., Saft) oder Meclozin (z. B. bei Schwangeren; Bonamine, Peremesin).

Allgemeinmaßnahmen: Bettruhe, Mittel gegen Erbrechen und Beruhigungsmittel. Sedativa gibt man, weil das Krankheitsbild mit seiner vegetativen Symptomatik (Schwindel, Übelkeit, Erbrechen) bis zum Vernichtungsgefühl reichen kann.

13.37.1 Morbus Menière

Definition. Regulationsstörung der Lymphe im Gleichgewichtsorgan.

Klinik

- Anfallsweiser Drehschwindel mit Spontannystagmus (Augenzittern),
- vegetative Symptome (Übelkeit und Erbrechen),
- einseitige Ohrgeräusche,
- einseitige Schwerhörigkeit.

Aus voller Gesundheit entsteht ein Drehschwindel mit Übelkeit und Erbrechen, der Minuten oder Stunden andauert und sich in den nächsten Tagen oder Wochen auch mehrfach wiederholen kann.
Die Therapie kann wie bei Schwindel durchgeführt werden.

13.38 Sinusitis (Schmerzen im Stirn-Kiefer-Bereich)

Bei Verdacht auf akute Sinusitis je nach Befund Penicillin und Olynth, auch Ambroxol ist geeignet.

Alternative Therapie einer Sinusitis: Dampfbäder, Acetylcystein = ACC, Cotrimoxazol forte.

13.39 Sonnenbrand

Verbrennung 1. Grades (Rötung) oder 2. Grades (Blasen) durch Einwirkung des Sonnenlichts. Der Arzt wird wegen der Schmerzen konsultiert.

Therapie. Haben sich Blasen gebildet, werden diese eröffnet und der Inhalt mittels Spritze abgezogen (behandeln wie Verbrennung 2. Grades). Gegebenenfalls verbinden. Gegen die Schmerzen Paracetamol bis 1,5 g pro Tag, alternativ auch Ibuprofen 3mal 600 mg pro Tag, Tavegil (Antihistaminikum, H_1-Antagonist) oral. Kortison ist wirksam, soll aber die Ausnahme bleiben (Ultralan Milch – nicht verschreiben, sondern einmalig äußerlich selbst auftragen; 5–20 mg Prednisolon oral).

Ohne Blasen entweder mit einer üblichen Hautmilch (z. B. Nivea) behandeln oder mit Thesit Gel, Tavegil systemisch. Da Schmerz und Reaktion durch Prostaglandine mit bedingt sind, Paracetamol bis 1,5 g pro Tag. Auch Kortison ist wirksam, soll aber die Ausnahme bleiben: Corti N äußerlich und 50 mg Decortin Tbl.

13.40 Stomatitis

Entzündung der Mundschleimhaut, oft mit Gingivitis. Als Aphthen Virusinfekt (Herpes), als Stomatitis ulcerosa oft bakteriell.

Therapie. Bakterielle Stomatitis wie eitrige Angina mit Penicillin behandeln. Sonst mit H_2O_2 3% gurgeln lassen (unverdünnt, 10mal täglich).

Reserve. Polyvidonjod zum Gurgeln.

13.41 Synkope

Ohnmacht, kurz dauernder Bewußtseinsverlust. Da der Anfall meist nur Sekunden bis Minuten dauert, trifft der Arzt den Kranken in gebessertem Zustand.
Ursachen können sein:

1. zerebral (Epilepsie, Hysterie),
2. kardial (Rhythmusstörungen),
3. vaskulär (Orthostase, vasovagaler Reflex).

Vorgehen. Durch kurze Anamnese und Untersuchung Ursache suchen und Schweregrad festlegen. In leichteren Fällen Verhaltensregeln geben. Vaskuläre Ursachen, Blutdruck um 100 mmHg systolisch, können mit gefäßtonisierenden Mitteln behandelt werden (Dihydroergotamin = DET MS Tropfen).

13.42 Urethritis

Beim Mann meist sexuell übertragene Krankheit unterschiedlicher Ursachen (Chlamydien, Mykoplasmen, Viren, Bakterien, besonders Gonokokken = Tripper).

Klinik. Dysurie, Pollakisurie, Ausfluß. Nach Möglichkeit sollte ein Abstrich die Diagnose sichern (Gonorrhö!); Vorstellung beim Hausarzt, Partner mitbehandeln.

Therapie. Chemotherapeutika nach Erregerbestimmung; falls dies nicht möglich ist, 500 mg Ciprofloxazin (Ciprobay) + 200 mg Doxycyclin (auch bei Tripper, wegen der Resistenz kein Penicillin); Therapiekontrolle beim Hausarzt ([6], S. 1575).

13.43 Tendovaginitis

Sehnenscheidenentzündung, schmerzhaftes Gleiten der Sehne in der Sehnenscheide. Typisches Knirschen bei Bewegungen (Stethoskop).

Vorgehen. Ruhigstellen im Sportsalbenverband (Dolobene), NSAR (Ibuprofen).

13.44 Venenverschluß

13.44.1 Tiefe Phlebothrombose

Fehldiagnosen etwa 50%.
Wichtigstes *Frühzeichen* ist eine geringe Zyanose des betroffenen Beines im Stehen. Folgende Symptome sind verdächtig:

- thrombosefördernde Ereignisse in der Anamnese (Immobilisation, Geburt),
- geringe Schwellung der betroffenen Extremität,
- Muskelspannung und Druckschmerz der Wade,
- Druckschmerz der Fußsohle,
- Schmerzen entlang der Venenverläufe,
- Wadenschmerz bei Fußdorsalflexion,
- Beinschmerz beim Husten.

Der Verdacht allein erfordert sofortige Immobilisation und stationäre Einweisung wegen drohender Lungenembolie. Keine ambulante Therapie (unter Heparin wird heute oft früh mobilisiert – nicht Aufgabe des Notfalldienstes!).

13.44.2 Oberflächliche Thrombophlebitis

Schmerzhafter, druckempfindlicher derber Venenstrang. Dolor, Calor, Rubor (Fehldiagnose Erysipel).

Therapie. Gut sitzender Kompressionsverband, bei Schmerzen systemisch NSAR (Ibuprofen 3mal 400 mg). Beste Therapie: Vene eröffnen, Thrombus ausdrücken, Kompressionsverband, keine Bettruhe.

13.45 Vergiftungen

> Gifte sind Stoffe, die mengenabhängig durch physikalische oder chemische Eigenschaften den Organismus schädigen.

Vorgehen. Gefährlichkeit der Vergiftung feststellen durch Anamnese und Untersuchung.

1. Fragen nach
   - Giftart,
   - Giftmenge,
   - möglicher Wirkzeit;
2. klinische Untersuchung;
3. stationäre Einweisung organisieren, im Regelfall mit NAW oder selbst begleiten;
4. Giftreste, leere Packungen, Erbrochenes sicherstellen und mit ins Krankenhaus geben.
5. Therapie:
Falls der Kranke nicht bewußtlos ist, kann mit 1–2 Eßl. Kochsalz auf 1 Glas Wasser Erbrechen ausgelöst werden, auch bei kooperativen Alkoholintoxikierten möglich.
6. Verweilkanüle legen, Infusion.

Bei offenen Fragen wendet man sich telefonisch an eine Giftnotrufzentrale:
Berlin und Brandenburg
Berlin 030/450-53555 (oder -53565)
Bremen, Hamburg, Schleswig-Holstein, Niedersachsen
Göttingen 0551/19240
Nordrhein-Westfalen
Bonn 0228/287-3210/11
Hessen, Rheinland-Pfalz
Mainz 06131/19240
Saarland
Homburg 06841/19240
Baden-Württemberg
Freiburg 0761/240-4361 (oder -4300)

Bayern
München 089/4140-2467
Nürnberg 0911/398-2205
Mecklenburg-Vorpommern, Sachsen, Sachsen-Anhalt, Thüringen
Erfurt 0361/730-730 (oder -7311)

13.46 Windeldermatitis

Ekzem unter Plastik, als ammoniakalische Kontaktdermatitis oder Soor.

Therapie. Multilind (Nystatin plus Zinkoxyd).

14 Spezielle Pharmakologie

Es werden (in alphabetischer Reihenfolge geordnet nach Freinamen) einige wichtige Pharmaka vorgestellt. Die Auswahl erfolgte ausschließlich nach praktischen Überlegungen. Der Arzt soll mit wenigen Mitteln arbeiten können. Daher werden unter der Rubrik *Besonderheiten bei der Anwendung* praktikable Vorschläge zur Handhabung gemacht. Die Auswahl muß bei den vielen Präparaten (über 50 000) subjektiv bleiben.

14.1 Acetylsalicylsäure (ASS)

Aspirin (100 mg, 300 mg, 500 mg), Aspisol i.v. (100 mg Aminoessigsäure + 500 mg ASS).

Gruppe. Antirheumatikum (NSAR), Analgetikum.

Resorption. Gut, wirkt 4 h lang.

Normdosis. 0,5–1,0 g als Einzeldosis. Die analgetische Wirkung nimmt bei einer Erhöhung der Dosis über 1,3 g nicht mehr zu. Die volle entzündungshemmende Wirkung wird erst ab 4 g pro Tag erreicht.

Wirkung. Fiebersenkend, analgetisch, antiphlogistisch, thrombozytenaggregationshemmend.

Indikationen. 1) Schmerzen aller Art (Kopfschmerzen), Fieber, Grippe. 2) Zur Thrombozytenaggregationshemmung bei instabiler Angina pectoris, akutem Myokardinfarkt.

Kontraindikationen. Ulzera des Magen-Darm-Traktes, Asthma, Allergie gegen ASS, Marcumartherapie (Antikoagulanzien), Blutungsneigung.

Vorsicht. Bei Schwangeren, Stillenden. Nicht bei Kindern mit Virusinfekt (akute Enzephalopathie = Reye-Syndrom).

Interaktionen. Häufig, da ASS eine hohe Eiweißbindung hat (Marcumar, orale Antidiabetika, Thyroxin).

Nebenwirkungen. Gastritis, Ulzera, Übelkeit. Die Thrombozytenaggregationshemmung tritt schon in geringen Dosen (um 100 mg) auf.

Besonderheiten bei der Anwendung. ASS ist ein weltweit bekanntes Analgetikum. Es soll nach dem Essen mit viel Wasser eingenommen werden. Nebenwirkungen sind häufig, aber selten ernst (Magenbluten). Eine gute Analgesie wird bei 1–2 Amp. Aspisol i.v. erreicht (Migräne, Kolik).

14.2 Adrenalin (Epinephrin)

Suprarenin (1 Amp. 1:1000 enthält 1 mg Adrenalin in 1 ml). Es muß verdünnt werden mit physiologischer NaCl-Lösung: 10 ml auf 1:10 000. Die Lösung ist nicht lange stabil.

Gruppe. Katecholamin, α- und β-Sympathomimetikum.

Resorption. Gut, auch s.c. schnell, oral schlechter.

Normdosis. Nur verdünnt nach Wirkung langsam i.v., darf wiederholt werden. Nicht mehr als 1 Amp. (1 mg) geben, bei Kindern nicht mehr als 0,5 Amp. Bei Herzstillstand ist eine höhere Dosis nötig (0,5 Amp. = 0,5 mg Suprarenin oder 5 ml der verdünnten Lösung). Beim anaphylaktischen Schock genügen bereits 1/10 der Ampulle = 0,1 mg oder 1 ml der Lösung. Der Blutdruck steigt erst bei höherer Dosis.

Wirkung. Erregung der adrenergen Rezeptoren des sympathischen Systems; am Herzen Zunahme der spontanen Kontraktionen, Frequenzanstieg, Erhöhung der Kontraktilität, positiv inotrop, Erhöhung des Schlagvolumens, Steigerung des Sauerstoffverbrauchs, Verbesserung der Koronarperfusion, Blutdruckerhöhung; Vasokonstriktion, Erschlaffung der Bronchialmuskeln. Histaminantagonist.

Indikationen. Anaphylaktischer Schock, Reanimation, Larynxödem, Herzstillstand. Beim Status asthmaticus Ultima ratio.

Kontraindikationen. Keine, da Notfallmedikament.

Vorsicht. Bei Überdosierung!

Interaktionen. β-Blocker ist Antagonist.

Nebenwirkungen. Zahlreich; da es ein Notfallmedikament ist, sind diese zu vernachlässigen.

Vorsicht. Sehr gefährliche Rhythmusstörungen (Extrasystolen, Kammerflimmern, Tachykardie); nervöse Unruhe, Zittern, Schweiß, Angst.

Besonderheiten bei der Anwendung. Die Ampulle zu 1 ml muß mit 10 ml NaCl 0,9% verdünnt werden. Davon darf s.c. oder i.m. 1 ml gespritzt werden, wenn keine Vene gefunden wird. Per os nur bei höherer Dosis systemische Wirkung; die verdünnte Lösung kann notfalls auch in den Mund gesprüht werden. Bei Kindern Dosis verringern (0,1 ml der Lösung pro kg KG).

14.3 Antibiotika

Vor der Verordnung von Antibiotika muß eine Infektionskrankheit vermutet (oder gesichert) werden, die sich nach Antibiotikagabe bessert. Fieber allein reicht nicht. Virusinfektionen werden nicht mit Antibiotika behandelt. Eine prophylaktische Gabe, eine „antibiotische Abdeckung" und eine lokale Antibiotikatherapie schaden meist (Resistenzentwicklung) und sind nur selten indiziert ([54], S. 124). Dosis, Intervall und Dauer müssen genau festgelegt werden. Schwere Infektionen werden stationär eingewiesen. Es ist wünschenswert, Erreger zu züchten und ein Antibiogramm zu erstellen, jedoch ist das im Notfalldienst meist nicht möglich, also muß blind therapiert werden. Eine orale Gabe ist fast immer möglich. Auf dem Markt sind viele ähnlich wirkende Präparate mit schillernden Namen. Eine Übersicht und eine (subjektive) Empfehlung sind nötig.

Penicilline sind immer Mittel der ersten Wahl

1. bei empfindlichen Erregern,
2. wegen ihrer bakteriziden Wirkung,
3. weil sie auch in hohen Dosen nicht toxisch sind.

Auf eine Penicillinallergie ist zu achten. Falls gespritzt werden muß, ist Amoxicillin das Mittel der Wahl. Bei Schwangeren Penicillin oder Cefalosporin. Man kommt mit 6 Mitteln aus:

1. Penicillin,
2. Amoxicillin,
3. Makrolide (Erythromycin),
4. Co-Trimoxazol,
5. Doxycyclin,
6. Cephalosporin.

14.3.1 Penicillin

Phenoxymethylpenicillin, Penicillin V, Isocillin (Saft, Tbl. zu 600 000, 1,2 Mio. I.E.). Wird oral zu 60% resorbiert und muß 1 h vor dem Essen eingenommen werden. Dosis um 3 Mio. I.E./Tag in 3 Einzeldosen. Penicillin hat eine große therapeutische Breite. Anwendungsdauer je nach Krankheit, Faustregel bis 3 Tage nach Entfiebern, meist 7–12 Tage insgesamt. Vorsicht vor Allergie. In der Schwangerschaft und bei Säuglingen möglich.

Indikationen. Angina, Tonsillitis, Phyryngitis, Erysipel, Impetigo, Scharlach. Immer Mittel der ersten Wahl bei empfindlichen Erregern!

Nebenwirkung. Übelkeit und Durchfall.

14.3.2 Amoxizillin

Dies ist dem Penicillin ähnlich, hat aber ein breiteres Wirkspektrum (Proteus, Hämophilus, Kolibakterien, Enterokokken). Falls gespritzt werden soll, Clamoxyl Injektionsflasche (500 mg, 1 g, 2 g). Ferner als Amoxycillin oder Clamoxyl oral (500 mg, 750 mg, 1000 mg, Granulat 500 mg, Tropfen, Trockensaft); oral sehr gute Resorption. Für Neugeborene geeignet (Tropfen). Dosis: um 1,5 g/Tag. Vorsicht bei Allergie, nicht bei Mononucleosis infectiosa (Pfeiffer-Drüsenfieber, s. 13.32), Niereninsuffizienz.

Indikationen. Bronchopneumonie, Otitis media, Cholezystitis u. a.

14.3.3 Makrolide

Zu den Makroliden gehören Erythromycin (Pädiathrocin), Clarithromycin (Klacid), Azithromycin (Zithromax).

Makrolidantibiotika sind ein guter Ersatz für Penicillin (bei Allergie). Sie sind bakteriostatisch ([2], S. 927). Dem Wirkungsspektrum entsprechend hat Erythromycin (Pädiathrocin) einen breiten therapeutischen Bereich v. a. in der ambulanten Praxis. Dosis um 1,5–2 g/Tag (500 mg Tbl., Trockensaft, forte Trockensaft und Tropfen). Als Pädiathrocin Suppositorium (einziges!) 250 mg im Handel, dies wird jedoch rektal schlechter resorbiert und muß etwas höher dosiert werden. Die rektale Gabe ist eine seltene Ausnahme. Der Saft schmeckt und ist somit ein gutes Mittel in der Pädiatrie.

Gut wirksam bei Pertussis, Scharlach, Tonsillitis, Atemwegsinfekten, Pneumonie, Otitis media.

In verbesserter Form:

- Clarithromycin = Klacid, 2mal 250 mg pro Tag.
- Azithromycin = Zithromax, Kinder 1mal 10 mg/kg KG nüchtern für 3 Tage, Erwachsene 1mal 2 Kaps. zu 250 mg nüchtern für 3 Tage ([54], S. 142).

14.3.4 Co-Trimoxazol

TMS forte, Bactrim forte; Sulfonamidkombination, bakterizid, breites Wirkungsspektrum: Harnwegsinfekt, Pyelonephritis, Urethritis, Epidydimitis, Cholangitis, bei akuten Schüben der chronischen Bronchitis.

Vorsicht bei Niereninsuffizienz, Allergie; nicht bei Säuglingen und nicht bei Schwangeren. Behandlung möglichst nicht länger als 14 Tage (Blutbild). Dosis: TMS forte, Bactrim forte 2mal 1 Tbl., auch als Injektion, Saft und Kindertabletten. Trimethoprim wird von den Schleimhäuten aktiv sezerniert, daher hohe Spiegel im Bronchialschleim.

14.3.5 Doxycyclin

Tetrazyklin, bakteriostatisch, nur noch geringer Stellenwert. Soll 3 h vor dem Essen genommen werden. Dosis: 200 mg initial, weiter mit 100 oder 200 mg. Nicht bei Schwangeren, Kleinkindern (unter 7 Jahren, Zahnverfärbung).

Als Vibravenös auch i.v. Nicht geben, wenn ein bakterizides Antibiotikum möglich wäre. Nicht bei Racheninfekten. Gut wirksam bei chronischer Bronchitis (Schub), unspezifischer Urethritis (s. 13.42), Cholezystitis. Vor allem indiziert bei Mykoplasma- und Ornithoseinfektionen.

Nebenwirkungen. Photodermatosen, Erbrechen, Leber-, Nierenschaden. Blutbildkontrollen!

14.3.6 Cephalosporin

Beispiel: Loracarbef = Lorafem (Auswahl nach [54], S. 137, vgl. auch [23], S. 72).

Saft, forte Saft, 200 Kaps., 400 Kaps. Dosis: etwa 2mal 200 mg (bis 2mal 400 mg), Säuglinge und Kinder 10 mg/kg KG 2mal tgl.

Cephalosporine sind Reserveantibiotika; sie sind geeignet für Schwangere, Kinder, Säuglinge. Vorsicht bei Magen-Darm-Erkrankungen, Allergie. Wegen des hohen Preises strenge Indikationsstellung. Alternative: Cefixim (Cephoral).

14.4 Atropin

Treten beim Herzinfarkt bedrohliche Bradykardien auf (unter 50/min), ist Atropin indiziert. Es ist ein Parasympathikolytikum. Vorsicht: Unmittelbar nach der Injektion verlangsamt sich die Frequenz, steigt dann aber deutlich. Daher langsam erst 0,5 Amp. und warten. Normdosis 0,5 mg = 1 Amp. i.v. (s.c., i.m. möglich, aber nicht beim Infarkt). Reines Notfallmedikament; Wiederholung möglich.

Nebenwirkung. Sekretion aller Drüsen wird vermindert.

14.5 Kodein

Codeinum phosphoricum DAB (s. auch 6.3.1, 9.1.2 und 9.3.2). Schwach potentes Hypnoanalgetikum. Wird teilweise in Morphin umgewandelt. 120 mg Kodein entsprechen in der analgetischen Wirkung 10 mg Morphin. Eher niedriges Suchtpotential. Als Analgetikum in Kombinationspräparaten (Nedolin P, Paracetamol comp). 30 mg haben eine gute „antitussive" Wirkung, in retardierter Form auch ausreichend lange (Codipront mono Retardkapseln, Saft, Tropfen.).

Nebenwirkungen. Darmträgheit und Übelkeit sind häufig; Dämpfung des Atemzentrums besonders bei Kindern und Greisen.

Veränderung des Moleküls: Dihydrokodein (DHC als Analgetikum, Remedacen als Antitussivum).

Reserve. Dicodid auch in Ampullen (BtM-pflichtig!) bei karzinombedingtem Husten.

14.6 Diazepam

Diazepam (auch Valium) Tbl. 2 mg, 5 mg, 10 mg, Sirup, Supp. zu 5 mg, 10 mg, Amp. 10 mg, Valium MM Amp. 10 mg, Valiquid (30 Trpf. enthalten 10 mg), Diazepam rektal-tube (5 mg und 10 mg).

Gruppe. Tranquillans, Antiepileptikum, Benzodiazepin.

Wirkung. Dämpft Erregung, sediert, ist antikonvulsiv, muskelrelaxierend.
Nicht antipsychotisch und nicht antidepressiv!

Resorption. Rektal, parenteral, oral sehr gut bis gut.

Normdosis. Säuglinge: 2–5 mg, Erwachsene 10–20 mg.

Indikationen. Status epilepticus, Fieberkrämpfe (rektale Gabe), Sedierung bei somatischen Erkrankungen (Infarkt), reaktives Psychosyndrom bei Belastung, Panik, Agitation und Angst. Zu Beginn einer Therapie bei Depressionen, Horrortrip. Muskelspasmen.

Kontraindikationen. Intoxikationen, Alkohol (!).
Vorsicht

1. bei Sucht,
2. bei Kindern,
3. bei Greisen (paradoxe Reaktionen),
4. bei Graviden (plazentagängig).
5. Reaktionsfähigkeit beeinträchtigt.
6. Lange Halbwertszeit (32 h) und aktive Metaboliten!

Interaktionen. Andere Psychopharmaka.

Nebenwirkungen. Geringe Atemdepression, Schlaffheit, RR-Abfall, psychische Verlangsamung, Müdigkeit.

Besonderheiten bei der Anwendung. Hohe Eiweißbindung (über 95%). Vorsicht bei i.v.-Gabe. Nach einigen Milligramm erst die

Reaktion abwarten. Individuell und angemessen dosieren. Bei Kindern rektale Gabe möglich. Schlecht kompatibel, nicht mischen.

14.7 Dimeticon

Lefax, sab simplex (Tbl., Trpf., Saft). Entschäumt durch Oberflächenaktivität. Indiziert bei Meteorismus (durch Nahrung, Luftschlucken, Roemheld-Syndrom). Bei Säuglingen möglich. Gut wirksam bei Spülmittelvergiftungen.

14.8 Furosemid

Lasix (Tbl. 40 mg, Amp. 20 und 40 mg).

Gruppe. Schleifendiuretikum.

Resorption. Oral ausreichend.

Normdosis. 20–40 mg i.v., per os bis 80 mg (in Notfällen, z. B. bei Lungenödem, auch höhere Dosis möglich).

Indikationen. Lungenödem, sonstige Ödeme, besonders bei eingeschränkter Nierenfunktion, Hypertonie, Hirnödem.

Kontraindikationen. Allergie (auch Sulfonamid), Leberversagen, Elektrolytstörungen.

Vorsicht. Bei Schwangeren, Hypotonie, Diabetes, Digitalisierten.

Interaktionen. Antiphlogistika, NSAR, Antidiabetika.

Nebenwirkungen. Allergie, Blutbildveränderungen, Schock, RR-Abfall.

Besonderheiten bei der Anwendung. Nach i.v.-Gabe sinkt die Herzvorlast noch vor Eintritt der Diurese. Die Diurese tritt nach ca. 5 min ein und kann das 15 fache der Normmenge ausmachen (Transport!). Auch i.m. möglich.

14.9 Glukokortikoide

Unterschiedliche Erkrankungen werden mit Kortison behandelt. Es gibt eine große Zahl verschiedener Kortisonderivate, deren Wirkung gleich ist:

1. Hemmung der Entzündungsreaktion (Exsudation, Proliferation),
2. Hemmung der Antikörperbildung (daher bei Entzündungen durch Bakterien, Viren strengste Indikation),
3. Hemmung der Mediatorsubstanzen in Mastzellen,
4. Erhöhung der Rezeptorempfindlichkeit für Katecholamine („permissive Wirkung"),
5. Erhöhung des Glukosespiegels im Blut (Energiebereitstellung in Notfällen).

Deswegen können folgende Krankheiten mit Kortison behandelt werden:

1. Asthma,
2. anaphylaktischer Schock,
3. Allergien,
4. akute Stenosen der (oberen) Luftwege,
5. Rheuma,
6. Hirnödem,
7. Hautkrankheiten.

Bemerkungen. Da der Laie Kortison kennt und seine Nebenwirkungen ängstlich fürchtet, nur bei gesicherter Indikation einsetzen. Dosis und Zeitintervall müssen genau festgelegt werden.
Für den Notfalldienst gilt: Im Notfall kann mit jedem Kortisonderivat behandelt werden. Als Standardpräparat gilt Prednisolon.
Sonderfall Kortisonexterna: Hier wirkt Prednisolon nicht, es muß erst in Hydrokortison umgewandelt werden, daher Kortikoid Creme (Triamcinolon) verordnen. Allerdings sollen Kortisonexterna im Wochenenddienst nur selten angewendet werden.

14.9.1 Prednisolon

Solu-Decortin H (Amp. 10/25/50/250/1000 mg). Nachteil: muß aufgelöst werden! Decortin H (Tbl. 5 und 50 mg; Achtung: Decortin Tbl. 1 mg, 2 mg, 5 mg, 20 mg, 50 mg ist Prednison; der Unterschied ist im Notfalldienst aber zu vernachlässigen!)

Gruppe. Kortison.

Resorption. Gut.

Normdosis. 25–100 mg. Im Notfall: 250 mg i.v., kann wiederholt werden!

Indikationen. Asthma, Urtikaria, Lungenödem infolge toxischer Gase, Heuschnupfen, rheumatische Erkrankungen, Hirnödem. Antiallergisch, antientzündlich.

Kontraindikationen. Floride Ulzera im Magen-Darm-Trakt, frische OP-Wunden, Tbc, Varizellen.

Vorsicht. Bei Psychose, Diabetes; am Auge soll der Wochenenddienst nicht mit Kortison therapieren!

Interaktionen. Insulin, Diuretika u. a.

Nebenwirkungen. Zahlreich! Minderung der Infektabwehr.

Besonderheiten bei der Anwendung. Prednisolon hat noch Mineralokortikosteroidrestwirkung. Gilt dennoch als Standardmittel. Kompatibel mit Lokalanästhetika. Depotkortikosteroide und kristalline Formen werden nicht benutzt. Kinder brauchen relativ höhere Dosen, also kann die Standarddosis bis zum Kleinkind gegeben werden (!), erst bei Säuglingen auf 100 mg zurückgehen (Notfalltherapie). Verordnet wird bei Kindern Rectodelt (Prednison). Wegen der besseren Handhabung kann im Notfall auch auf Fortecortin Mono Fertigspritze zurückgegriffen werden (40 mg Dexametason), langsam (!) spritzen, potent: 6mal stärker als

Prednisolon. Besonderheit: gute Wirkung bei Hirnödem, auch bei Apoplex. Nachteil: Hemmt den Regelkreis stark.

14.10 Glyceroltrinitrat

Nitrolingual (Pumpspray, Einzeldosis zu 0,4 mg, Zerbeißkapseln 0,8 mg).

Gruppe. Vasodilatator.

Wirkung. Die Gefäße werden erweitert, dadurch wird die Herzarbeit vermindert.

Resorption. Sublingual/bukkal schnell, sehr gut, kurze Wirkdauer!

Normdosis. 0,8–1,6 mg.

Indikationen. Angina pectoris, hypertensive Krise, Lungenödem bei Herzinsuffizienz.

Kontraindikationen. Schock, Infarkt mit Schock, schwere Hypotonie.

Vorsicht. Bei behandelter Hypertonie.

Interaktionen. Mit anderen RR-Senkern.

Nebenwirkungen. RR-Abfall, Kopfschmerz (ASS hilft), Übelkeit, Schwindel.

Besonderheiten bei der Anwendung. Mittel der ersten Wahl bei Stenokardien, Verdacht auf Infarkt. Vorgehen: 2 Sprühstöße oder 1 Zerbeißkapsel, im Abstand von ca. 5 min wiederholen, Kreislaufkontrolle! Bis zu 3mal. Keine Besserung: Infarkt? Wirbelsäulenleiden? Toleranz?
  Auch bei Hypertonie kann mit Nifedipin kombiniert werden.

14.11 Haloperidol

Haldol (Tbl. 1/2/5/10/20 mg, Lösung 20 Trpf. = 2 mg, forte Lösung 20 Trpf. = 10 mg, Amp. 1 ml = 5 mg)

Gruppe. Potentes Neuroleptikum.

Wirkung. Vermindert den Antrieb, die Angst, die Reaktion und die Erregung.

Haloperidol nimmt psychotischen Erlebnisinhalten die Aktualität.

Resorption. Oral sehr gut.

Normdosis. Erwachsene bis max. 3mal 30 mg pro Tag. Hohe therapeutische Bereite. Höhere Nebenwirkungsrate bei hohen Dosen. Bei älteren Patienten geringe Dosis, z. B. 3mal 1 mg bis 3mal 3 mg oder nur abends 5 mg! 1-2 Amp. i.v.

Indikationen. Akute organische, schizophrene Psychosen, psychomotorische Erregung auch im höheren Lebensalter, auch bei Alkoholismus möglich, aber nur als Übergang bis zur stationären Aufnahme (Entzugsdelir). Nur ausnahmsweise bei unruhigen Arteriosklerotikern (Dauertherapie dem Hausarzt überlassen).

Kontraindikationen. Kleinkinder.

Vorsicht. Bei Schwangeren, Stillenden, Leberkranken, Depressiven, Epileptikern und bei organischen Hirnschäden. Mittel der Wahl, falls Schwangere eine antipsychotische Therapie benötigen.

Interaktionen. Alkohol, ZNS-aktive Pharmaka.

Nebenwirkungen. Extrapyramidale motorische Störungen = Dyskinesie. Mundtrockenheit, Kreislaufstörungen, Krampfschwelle gesenkt, hemmt die Temperaturregelung und das Brechzentrum.

Besonderheiten bei der Anwendung. Notfall: bei starken Erregungszuständen 1 (2) Amp. i.v., auch i.m. möglich. Bei älteren Patienten einschleichend dosieren: Beginn mit 8 Trpf. Indikation streng stellen, kein Schlafmittelersatz! Zeit auf 10–20 Tage begrenzen!

Schwächere Alternative. Atosil (Promethazin), Tbl. 25 mg, Amp. 50 mg, Saft, Trpf. 1 ml = 20 mg. Indikationen: Schlafstörungen (im Notfalldienst), Erregung, Unruhe, vegetative Dystonie.

14.12 Lidocain

Treten beim Herzinfarkt gefährliche Kammertachyarrhythmien auf, werden sie mit Lidocain therapiert. Lidocain verlängert am Myokard die Refraktärperiode. Ventrikuläre Tachyarrhythmien werden also unterdrückt. Reines Notfallmedikament: Lidocain 2% Amp. enthalten 100 mg, das ist auch die Normdosis, wirkt nur ca. 30 min, nur (!) i.v., langsam injizieren. Bei Herzinsuffizienz Dosis halbieren, auch die Wiederholungsdosis wird halbiert.

Eine prophylaktische Gabe beim Infarkt ist erlaubt, aber auch nur i.v.

Nebenwirkung. Benommenheit.

14.13 Metamizol

Novalgin (Ampulle zu 5 ml und 2500 mg, 2 ml zu 1000 mg und alle anderen Zubereitungen).

Gruppe. Analgetikum, Antipyretikum.

Wirkung. Analgetisch, spasmolytisch und schwach antiphlogistisch. Die erschlaffende Wirkung auf die Gefäßmuskulatur führt zu rasantem Blutdruckabfall, besonders bei Fieber.

Resorption. Gut.

Metamizol

Normdosis. 0,5–1 g 3mal tgl., bei heftigen Koliken 2,5 g Amp. mit Buscopan 20 mg Amp. mischen.

Indikationen. Koliken (schwere Schmerzen).

Kontraindikationen. Hypotonie, Blutbildveränderungen.

Vorsicht. Bei Mischungen (bilden nichtsichtbare Ausfällungen!), Säuglingen und Schwangeren. Injektionen nur liegend und langsam (reanimationsbereit).

Interaktionen. Andere Analgetika (Kombinationen möglich, aber auch gefährlich).

Nebenwirkungen. Allergie, Schock, immunogene Endothelschäden ([1], S. 1377), Agranulozytose.

Besonderheiten bei der Anwendung. Seltene, aber gefährliche Nebenwirkungen; strenge Indikation! Im Notfalldienst nur bei Kolik (mit Buscopan), weil es das wirksamste Analgetikum zur Therapie einer Kolik ist. Metamizol i.v. muß sehr langsam gespritzt werden. Die Lösung ist hyperosmolar.

Bemerkungen. Schock und Schockfragmente sind seit 1928 bekannt, haben aber beim Verbot von Metamizol in Australien 1965 und in Schweden 1974 keine Rolle gespielt. Hier war lediglich die Agranulozytose ausschlaggebend, die in seltenen Fällen auftritt. In den genannten Ländern hat die tödliche Agranulozytose nach dem Verbot nicht abgenommen. Allerdings werden durch Metamizol auch nur Agranulozytosen des Typs I bewirkt. 1981 wurde in den Medien eine Diskussion über Novalgin geführt. 1984 war in *The Lancet* zu lesen: „At present it is by no means clear that the balance of benefit and harm would be improved by substituting alternative compounds for the pyrazolones." (Lancet, Febr 25, 1984, p 451).

14.14 Metoclopramid

MCP, Paspertin (Tbl., Supp., Amp., je 10 mg).

Gruppe. Procainamidderivat, Dopaminantagonist.

Resorption. Sehr gut.

Wirkung. Beschleunigung der Magenentleerung. Wirkdauer 3 h, antiemetische Wirkung ca. 12 h.

Normdosis. 3mal 10 mg/Tag.

Indikationen. Übelkeit (Migräne), Erbrechen, Singultus, funktionelle Magen-Darm-Beschwerden.

Kontraindikationen. Anfallskranke, Kindern unter 12 Jahren.

Vorsicht. Bei Schwangeren.

Interaktionen. Resorptionsbeschleunigung von Alkohol und verschiedenen Pharmaka, z. B. Paracetamol.

Nebenwirkungen. Extrapyramidale motorische Störungen, besonders bei Kindern (wie Neuroleptika!).

Besonderheiten bei der Anwendung. Erhöht den Tonus im unteren Ösophagus, steigert die Peristaltik, läßt den Pylorus erschlaffen und wirkt zentral antiemetisch. Falls beim Schwangerschaftserbrechen überhaupt eine Medikamentengabe nötig ist, kann MCP ab dem 2. Trimenon gegeben werden. Als besser geeignet während der gesamten Gravidität gilt Meclozin (Peremesin). Unstillbares Erbrechen (Hyperemesis gravidarum) wird stationär eingewiesen.

14.15 Morphin

Morphium hydrochloricum Amphiolen (Amp. 10/20 mg), MST retard Tbl. 10 mg, 30 mg u. a.

Gruppe. Opiumalkaloid, zentral wirkendes Analgetikum; BtM-Pflicht!

Resorption. Oral schlecht, ca. 25% der Dosis. Parenteral gut.

Normdosis. 2,5–15 (20) mg parenteral als Einzeldosis, im Mittel 10 mg; wirkt 4–5 h.

Indikationen. Schwerste Schmerzen, Herzinfarkt, Lungenödem. Nicht geeignet bei Koliken!

Kontraindikationen. Akutes Abdomen, Kopfverletzungen (Anstieg des Hirndruckes), eingeschränkte Atmung (Greise), Asthma (führt zu Bronchospasmus).

Vorsicht. Bei Schwangeren, Greisen und Kindern, dann Dosis reduzieren! Koliken.

Interaktionen. ZNS-wirksame Pharmaka, Alkohol, Antagonisten.

Nebenwirkungen. Erbrechen (fast immer! Kann durch Atropin oder MCP gemildert werden). Verstopfung, Mundtrockenheit, erhebliche Druckerhöhung in den Gallenwegen, Unruhe, Schwindel, Miosis. Die Atemdepression ist erst gefährlich, wenn die verabreichte Dosis höher war, als sie zur Analgesie notwendig gewesen wäre.

Besonderheiten bei der Anwendung. Morphium nicht oral anwenden (Ausnahme: MST retard), sondern s.c. Nur beim Infarkt langsam (verdünnt) i.v. Menge nach Wirkung. Die Wirkung hält etwa 4 h an. Nach i.v.-Gabe den Patienten beobachten, maximale Atemdepression nach ca. 7 min. Nur im Liegen i.v. wegen der erheblichen Orthostase. Wirkung beim Herzinfarkt (auch Embolie,

Ödem der Lunge): Die Myokardkontraktilität wird gesteigert, der periphere Widerstand herabgesetzt, die Frequenz bleibt unverändert, dadurch kann bei vermindertem diastolischem Füllungsdruck das Herzzeitvolumen steigen. Durch Sedierung kommt es zu vermindertem O_2-Bedarf der Peripherie und Herzentlastung (Schmerz erhöht dagegen den O_2-Bedarf).

Wirkungen von Morphin

- Zentrales Nervensystem:
  - Analgesie,
  - Sedierung/Benommenheit,
  - Euphorie/Dysphorie,
  - Erbrechen/enge Pupille,
  - Hemmung von Atmung, Husten,
  - Abhängigkeit/Toleranz;
- Peripherie:
  - Muskeltonuserhöhung
    im Magen-Darm-Trakt (Verstopfung),
    in den Gallenwegen, auch Tonuserhöhung des Oddi-Sphinkters.

14.16 Nichtsteroidale Antirheumatika (NSAR)

Antiphlogistisch, analgetisch und antipyretisch wirkende Substanzen; Entzündungshemmung über die Prostaglandinsynthese.

Aus mehreren Gruppen im Notfalldienst wichtig: Salicylsäurederivate (ASS, Diclofenac, Ibuprofen, Indometacin).

Die Nebenwirkungen sind bei allen NSAR gleich (gastrointestinale Störungen, Asthmaanfälle, Kopfschmerz, Ödeme, Nierenschäden).

Kontraindikationen. Blutbildungsstörungen, Magen- und Duodenalulzera, Kinder unter 6 Jahren.

Nichtsteroidale Antirheumatika (NSAR)

14.16.1 Diclofenac

Diclofenac uno (125 mg verzögert, 25 mg rasch wirkend), Voltaren dispers (50 mg in Wasser zu lösen, rasch wirkend), viele Generica (Amp. 75 mg, Supp. 50/100 mg, Tbl. 25/50/100 mg, Salbe).

Gruppe. Antirheumatikum (NSAR), starker Prostaglandinsynthesehemmer, peripher wirkendes Analgetikum.

Resorption. Sehr gut.

Normdosis. Kinder: 1 mg/kg KG, selten – nicht unter 6 Jahren; Erwachsene: 50–150 mg pro Dosis, in Notfällen (Gicht) auch höhere Dosis pro Tag.

Indikationen. Schmerzen des Bewegungsapparates, Rheuma, Verletzungen.

Kontraindikationen. Ulkus des gesamten Magen-Darm-Traktes, Hämorrhagien, Asthma, Schwangerschaft.

Vorsicht. Bei Niereninsuffizienz.

Interaktionen. ASS, Lithium, Digoxin (keine mit Cumarinen z. B. Marcumar).

Nebenwirkungen. Übelkeit, Bauchschmerzen.

Besonderheiten bei der Anwendung. Bei Myalgien in Kombination mit Diazepam. Bei Kindern möglich (1 mg/kg KG). Nur einsetzen, wenn sich die Schmerzen nicht mit Paracetamol oder ASS lindern lassen: Ischialgie, akute Arthritis, Gicht, aktivierte Arthrose, Lumbago, Prellungen, Distorsionen.

14.16.2 Ibuprofen

Tabletten zu 200 mg (ohne Rezept), 400 mg, 600 mg, Supp.

Gruppe. NSAR, Analgetikum, Antiphlogistikum.

Resorption. Rektal, oral sehr gut; hohe Eiweißbindung, wird renal ausgeschieden.

Normdosis. Ab 6 Jahren möglich mit 3(-5) mg/kg KG 3mal tgl. Bei Erwachsenen 3mal 400 mg. Die Tagesdosis soll 1800 mg nicht überschreiten, da die Nebenwirkungen dosisabhängig sind.

Indikationen. Analgetikum. Entzündliche Gelenkerkrankungen, aktivierte Arthrose, Weichteilrheuma, Analgetikum bei Osteoporose und Dysmenorrhö. Deutliche entzündungshemmende Wirkung erst ab 1600 mg pro Tag.

Kontraindikationen. Ulkus, Aspirinallergie.

Vorsicht. Bei Graviden, Niereninsuffizienz, Asthma.

Interaktionen. Keine.

Nebenwirkungen und Besonderheiten bei der Anwendung. In geringer Dosis (200 mg) frei verkäuflich, daher zunehmend in den Mittelpunkt der analgetischen Therapie gerückt. Die Nebenwirkungsrate ist jedoch mit bis zu 20% nicht geringer als bei anderen Analgetika. Eine Tagesdosis (bis 800 mg für Erwachsene, für Kinder 3 mg/kg KG und Tag) ist etwa 0,5 g ASS äquipotent. Als Injektion i.m. zwar möglich, aber schmerzhaft und ohne Vorteile.

14.17 Nifedipin

Adalat (Tbl. 5/10/20 mg).

Gruppe. Kalziumantagonist.

Resorption. Oral gut, schneller, wenn die Kapsel gekaut und geschluckt wird.

Normdosis. 10 mg (im Notfalldienst).

Indikationen. Hypertonie, auch hypertone Krise.

Kontraindikationen. Herzinsuffizienz, Schwangerschaft.

Nebenwirkungen. Übelkeit, Hautrötung, Ödeme.

Besonderheiten bei der Anwendung. Gutes Mittel bei Hypertonie, Richtdosis 10 mg zerkauen und schlucken lassen. Wirkt nach 5–10 min, Wirkdauer 2 h, lichtempfindlich (daher keine Tropfen!).

14.18 Paracetamol

Ben-u-ron (Supp. und Tbl. 125/250/500/1000 mg, Saft, keine Ampullen).

Gruppe. Anilinabkömmling, Analgetikum mit antipyretischer Wirkung, Prostaglandinsynthesehemmer.

Resorption. Oral sehr gut, rektal etwas schlechter.

Normdosis. Säuglinge: 125 mg, Kinder: 250 mg rektal, oral 1/3 weniger, Erwachsene: 500 mg, angegebene Dosis alle 5 h. Wirkt über 4 h.

Indikationen. Alle Schmerzen, auch Neuralgien und Arthroseschmerz. Nicht ausreichend wirksam bei aktivierter Arthrose und viszeralen Schmerzen.

Kontraindikationen. Keine.

Vorsicht. Bei Leberschaden, Alkoholabusus. Bei Erwachsenen führen 10 g zu schweren Leberzellnekrosen!

Nebenwirkungen. Kaum.

Besonderheiten bei der Anwendung. Mittel der ersten Wahl auch bei Säuglingen, Kindern und Schwangeren. Kombination mit Kodein (Nedolon P, Paracetamol comp), auch bei grippalen Infekten. Säuglinge erhalten oral zwischen 60 und 120 mg (rektal 125 mg). Eine letale Dosis ist mit 1000 mg rasch erreicht. Kleinkinder sollen nicht mehr als 250 mg pro Einzeldosis und nicht mehr als 1000 mg am Tag bekommen.

14.19 Polyvidonjod

Betaisodonna u. a.
Jod wirkt schnell und sicher, bequeme Anwendung, nebenwirkungsarm, greift die Haut nicht an, Allergie selten. Auch bei Wunden geringe Reizung, so daß es gut bei Kindern eingesetzt werden kann. Auch auf Schleimhäuten verwendbar. Vielseitig: Lösung, Seife, Salbe, Vaginal-Supp., Vaginalgel, Mundantiseptikum. Enthält 10% Jod.

Kontraindikation. Hyperthyreose, autonomes Adenom der Schilddrüse, Allergie.

Besonderheiten bei der Anwendung. Lösung mit H_2O_2 3% gemischt gut zur Wundreinigung.

14.20 Propanolol

Propra, Dociton u. a. 10, 40, 80 mg ([1], S. 661f.).

Gruppe. β-Rezeptorenblocker.

Normdosis. 3mal 40 mg oral.

Indikationen. Angina pectoris, Angstzustände, Hypertonie, Migräneprophylaxe, Tachyarrhythmie, Vorhofflimmern, Tremor.

Kontraindikationen. Asthma bronchiale, Bradykardie, Herzinsuffizienz, Schwangerschaft, Stillzeit.

Vorsicht. Bei Schilddrüsenerkrankung, Schwangeren, Alter über 65 Jahre.

Besonderheiten bei der Anwendung. Im Notfalldienst zurückhaltend einsetzen, besser dem Hausarzt überlassen.

14.21 Salbutamol

Salbulair 0,5; 1 ml = 0,5 mg Amp., Sultanol DA (Dosieraerosol oder Sultanol Rotadisk 400 Pulver zur Inhalation; [1], S. 1736).
β_2-Mimetikum, das auch i.v. gegeben werden kann (langsam).

Gruppe. β_2-Sympathomimetikum.

Normdosis. 0,5 mg = 1 Amp. langsam i.v. (nur im Notfall), sonst 4mal 1–2 Hübe.

Indikationen. Asthma.

Kontraindikationen. Herzinfarkt.

Vorsicht. Bei Schilddrüsenerkrankung, Schwangeren.

Interaktionen. β-Blocker.

Nebenwirkungen. Zittern, Herzklopfen, Unruhe.

Besonderheiten bei der Anwendung. Kortison erhöht die Ansprechbarkeit auf β_2-Sympathomimetika. Im Asthmaanfall parenteral als 1. Maßnahme. Kinder erhalten pro 10 kg KG 0,1 ml (z. B. 5 Jahre, 20 kg = 0,2 ml s.c.).
Andere β_2-Mimetika sind ebenfalls geeignet, jedoch nicht zur i.v.-Injektion zugelassen (außer Reproterol = Bronchospasmin). β_2-Sympathomimetika zur Inhalation gehören zur Basistherapie spastischer Bronchitiden. Wirkungseintritt nach ca. 15 min, Wirkdauer ca. 4 h. Regelmäßige Inhalationen sind nötig. Jedoch ist im Anfall bei geschlossenen Bronchien kein Effekt zu erwarten.

14.22 Scopolaminbutylbromid

Buscopan (Amp. 20 mg, Tbl. 10 mg, Supp. 10 mg, Supp. für Kinder 7,5 mg).

Gruppe. Anticholinergikum.

Wirkung. Vagusdämpfung im Bereich der glatten Muskulatur des Magen-Darm-Traktes, der Gallenwege und der Harnwege.

Resorption. Oral unter 10%, rektal schlecht.

Normdosis. 20 mg i.v. Neugeborene: 2 mg, Säuglinge: 3 mg, Kinder: 4 mg, Schulkinder bis 10 mg i.v./i.m.

Indikationen. Parasympathisch bedingte Spasmen, Koliken.

Kontraindikationen. Mechanische Stenosen des Magen-Darm-Traktes, Glaukom, Prostataadenom.

Vorsicht. Bei intraarterieller Injektion.

Interaktionen. Antidot Neostigmin.

Nebenwirkungen. RR-Abfall, trockener Mund; nicht verkehrstüchtig.

Besonderheiten bei der Anwendung. Bei Koliken mit 5 ml Novalgin mischen und im Liegen langsam i.v. geben.

14.23 Theophyllin

Theophyllin gibt es als Euphylong 200, 10 ml = 200 mg Amp. und Euphylong quick 200 Brausetabletten.
  Bronchoparat, u. a. (Amp. zu 10 ml und 200 mg, 1 ml enthält 20 mg Theophyllin, und alle anderen Darreichungsformen).

Gruppe. Xanthinderivat, Asthmamittel.

Resorption. Rektal Supp. Weniger gut, rektal Klysmen gut, oral gut.

Normdosis. Einzeldosis 200–400 mg, Tagesdosis 800–1200 mg. Vorsicht: Asthmatiker sind meist mit Theophyllin vorbehandelt!

Indikationen. Spastik der Bronchien, Asthma.

Kontraindikationen. Bereits hoher Blutspiegel bei Vorbehandlung, Medikamentenanamnese! Herzinfarkt, Epilepsie.

Vorsicht. Bei Schilddrüsenerkrankung und Rhythmusstörungen, Schwangeren.

Interaktionen. Raucher.

Nebenwirkungen. Zentralnervöse Nebenwirkungen bis zum Krampf bei zu hoher Dosis. Stimulierende Wirkung auf Herz, Atemzentrum, Diurese.

Besonderheiten bei der Anwendung. Dosis höher bei Rauchern, niedriger bei gleichzeitiger Gabe von Sympathomimetika. Bronchoparat Amp. wirken auch oral. Langsam i.v.! Wirkung p.o. nach ca. 1 h, i.v. maximale Wirkung nach 15 min. Theophyllin hat eine geringe therapeutische Breite. Kinderdosis: 5 mg/kg KG als Tropfen (auch Bronchoparat Amp.) oder i.v.

14.24 Tilidin + Naloxon

Im Verhältnis 50:4, Valoron N (Kaps., Trpf.), Tilidin plus.

Gruppe. Opioid + Morphinantagonist (der Naloxonanteil wird bei der oralen Gabe durch die Leber schnell inaktiviert, er wird erst relevant bei Überdosis).

Resorption. Oral 90 %.

Normdosis. Einzeldosis 50 mg, Tagesdosis um 200 mg Tilidin (80 Trpf. = 4mal 20 Trpf., oder 4 Kaps., 50–100 mg), wirkt 4 h.

Indikationen. Sehr starke Schmerzen.

Vorsicht. Bei Kindern unter 2 Jahren, Schwangeren, Opiatabhängigen.

Interaktionen. Andere zentralwirkende Pharmaka; Opiate werden antagonisiert.

Nebenwirkungen. Übelkeit, Schwindel.

Besonderheiten bei der Anwendung. BtM-freies starkes Analgetikum, wirkt nicht bukkal/s.l., sondern wird erst intestinal resorbiert, nur oral anwenden, wirkt gut und rasch. Alternative für Ärzte, die keine BtM-Rezepte schreiben wollen.

14.25 Tramadol

Tramal (Kaps. 50 mg, 20 Trpf. = 50 mg, Amp. 50, 100 mg, Supp. 100 mg, auch retardiert Tramal 100 long, 200 long).

Gruppe. Analgetikum (Opioid).

Resorption. Oral gut.

Normdosis. 50–100 mg oral, s.c., i.v., i.m.

Indikationen. Schmerzmittel.

Vorsicht. Bei Schwangeren, Kindern.

Interaktionen. Andere Analgetika.

Nebenwirkungen. Müdigkeit, Benommenheit, Schwitzen, Übelkeit (nach i.v. fast immer); kaum kardiodepressorische Nebenwirkungen, keine Atemdepression.

Besonderheiten bei der Anwendung. Auch für stärkere Schmerzen geeignet. 100 mg + 1 Amp. Buscopan als Mischspritze auch als (schlechtere) Alternative zu Novalgin bei Koliken möglich. Ideales Mittel bei schlechten Venen, da es sich gut s.c. spritzen läßt. Wirkung nach ca. 30 min. Kreislaufneutral, daher auch für Greise geeignet. Nebenwirkungen sind häufig (ca. 30%), aber harmlos. Bei i.v.-Gabe fast immer Erbrechen.

14.26 Xylometazolin

Olynth, Otriven.
Vasokonstriktor, α-Sympathomimetikum, 0,1% und 0,05% für Säuglinge.

Indikationen. Rhinitis, die therapiert werden muß, z. B. bei Otitis media, Trinkstörungen bei Säuglingen, Nebenhöhlenentzündungen, Nasenbluten. Rein symptomatische Therapie, wirkt abschwellend durch Vasokonstriktion. Nicht länger als 7 Tage anwenden.

15 Falldarstellungen

15.1 Fall 1

Fehleinschätzung möglich durch

- Art des Hilferufes (Grippe),
- Umgebung (Alkohol),
- ungenaue Untersuchung (Nackensteife, Wunde und Petechien übersehen).

Die Freundin eines Gastwirts ruft an: *„Herr Schulze hat schon seit einer Woche so stark die Grippe, und heute gehts gar nicht mehr. Gebrochen hat er auch schon und so Kopfschmerzen."*

Beim Betreten der Wohnung fällt Schmutz und Unordnung auf, es riecht nach Zigaretten und Alkohol. Bei der Anamnese erfahren Sie, daß er am Morgen mit heftigen, klopfenden Kopfschmerzen aufwachte und erbrechen mußte. Er antwortet verlangsamt, ist somnolent, hält den Kopf vom Licht abgewandt. Er kann sich nicht aufrichten, weil ihm sofort übel wird.

Klinische Untersuchung

Rachen, Bronchien o.B., 39 °C Fieber, Adipositas. Leber 10 Querfinger vergrößert. RR 140/80. Herpes labialis, milde Nackensteife. Bei der weiteren Reflexprüfung finden Sie zufällig an beiden Beinen Petechien und eine kleine, schmierig belegte Wunde.

Diagnostik

Somnolenz, Nackensteifigkeit, Kopfschmerzen, Fieber, Übelkeit, Petechien und die Anamnese weisen auf eine Meningokokkensepsis hin.

Vorgehen

Auch ohne die richtige Verdachtsdiagnose oder bei der Fehlbeurteilung „chronische Alkoholintoxikation" oder „grippaler Infekt" zwingt allein die Schwere der Erkrankung zur stationären Einweisung.

Da die stationäre Diagnostik (Lumbalpunktion, Erregernachweis) sofort erfolgen muß, wird ambulant kein Antibiotikum (z. B. Penizillin) gegeben.

15.2 Fall 2

Fehleinschätzung möglich durch
- Art des Hilferufes (lebensgefährliche akute Bauchschmerzen),
- klinisches Bild (vor Schmerzen stöhnend, unruhig).

Gegen 2 Uhr nachts ruft eine Frau an: *„Bitte kommen Sie schnell, mein Mann krümmt sich schon eine halbe Stunde vor Bauchschmerzen. Gestern abend war er noch ganz gesund."*

Sie finden einen unruhigen, vor Schmerzen stöhnenden Mann. Er sei nach einem Schluck Bier völlig beschwerdefrei ins Bett gegangen; jetzt zögen seine Schmerzen vom rechten Unterbauch bis in den Hoden. Bei der Untersuchung ist das Abdomen nur mäßig druckempfindlich, das rechte Nierenlager klopfschmerzhaft.

Vorgehen

Aus der Anamnese und der klinischen Untersuchung ergibt sich die Verdachtsdiagnose Harnleiterstein (Kolik).

Die Analgesie wird mit einem Spasmolytikum (z. B. Nitrolingual, Buscopan, Novalgin) durchgeführt.

15.3 Fall 3

Fehleinschätzung möglich durch

- Art des Hilferufes (lebensgefährliche Atemstörung),
- klinisches Bild (bewußtlos),
- Fehl- oder keine Information der Angehörigen (können keine Diagnose angeben),
- gesellschaftliche Normen (Tabuthema Sterben und Tod).

Eine sehr aufgeregte junge Frau ruft an: *„Bitte kommen Sie schnell, meine Oma atmet so komisch!"*

Sie werden von einer nervösen, ängstlichen Enkelin zu einer marantischen alten Frau geführt. Sie ist nicht ansprechbar, die Atmung ist unregelmäßig mit langen Pausen. *„Bitte tun Sie doch etwas!",* drängt die Enkelin.

Vorgehen

Aus der Anamnese erfahren Sie, daß die Großmutter nach wiederholten stationären Behandlungen als Pflegefall entlassen wurde, eine Diagnose kann die Enkelin nicht angeben. Auf der Kommode finden Sie ein Medikamentendepot (u. a. Furosemid, ACE-Hemmer, Digitalis, Nitropräparate, Kalziumantagonisten).

Die Biot-Atmung (Schnappatmung) und der klinische Untersuchungsbefund bestätigen die Agonie. Im vorsichtigen Gespräch mit der Enkelin ist die Sinnlosigkeit und die Qual weiterer ärztlicher Maßnahmen darzulegen. Die Frage *„Darf dieser Mensch zu Hause einen würdigen Tod haben, oder soll er wieder ins Krankenhaus und dort sterben"* ist eindeutig zu klären. *„Können Sie es seelisch verkraften, daß Ihre Großmutter hier zu Hause stirbt?"* Es empfiehlt sich aber, nicht gegen den Willen der Angehörigen zu handeln! Bei auch nur vermuteten Schmerzen darf die Indikation zu einer Morphiuminjektion (s.c.) großzügig gestellt werden, die Dauermedikation wird abgesetzt.

16 Kardiopulmonale Reanimation

Synopsis

[aus Meuret GH, Löllgen H (1988) *Reanimationsfibel*. Springer, Berlin Heidelberg New York Tokio]

(A) Atemwege freimachen

Patient ansprechbar?
↓
Bewußtlosigkeit
↓

Atemwege freimachen
- Reinigung von Mund und Rachen
- Kopf überstrecken und Unterkiefer vorziehen
- bei Fremdkörperaspiration: Heimlich-Handgriff

↓
Alarmierung

(B) Beatmung

Atmung vorhanden?
↓
Atemstillstand
↓

Beatmung
- Kopf überstreckt halten
- 2 langsame Beatmungen
- Beatmungsfrequenz: beim Erwachsenen   12/min
                     beim Kind   15–20/min
                     beim Säugling und Kleinkind 20–30/min
                     beim Neugeborenen   40/min

(C) Zirkulation

Karotispuls tastbar?
↓
kein Puls
↓

Herzdruckmassage		
Kompressionsfrequenz:	beim Erwachsenen	80–100/min
	beim Kind	80–100/min
	beim Säugling und Kleinkind	>100/min

1-Helfer-Methode	*2-Helfer-Methode*
Kompression: Ventilation	Kompression : Ventilation
15 : 2 beim Erwachsenen	5 : 1
5 : 1 beim Kind und Säugling	
4 Zyklen	10 Zyklen
mit 5 Kompressionen	15 Kompressionen
und 2 Ventilationen	und 1 Ventilation
↓	↓
Karotispuls tastbar?	Karotispuls tastbar?

(D) Medikamente („drugs")

Adrenalin
Indikation: alle Ursachen des Herz-Kreislauf-Stillstands.
Dosierung: Erwachsene 0,5–1 mg i.v. oder 1 mg intratracheal (verdünnt auf 10 ml in H_2O)
Kinder 0,01 mg/kgKG i.v., (0,01 mg = 0,1 ml der 1:10000 verdünnten Lösung)
Wiederholung nach 3–5 min

Reanimation der Atmung

Freimachen der Atemwege

Bei einem tief bewußtlosen Patienten fällt in Rückenlage die Zunge nach hinten in den Hypopharynx und blockiert den Kehlkopfeingang.

Meistens kann die freie Atemwegpassage durch einfaches Überstrecken des Kopfes in den Nacken erreicht werden.

Reanimation der Atmung

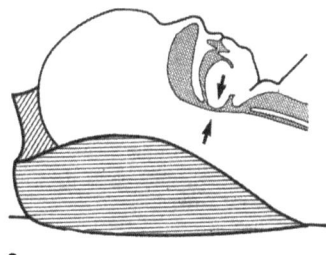
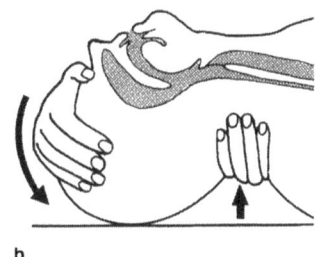

a b

Abb. 14. a Die zurückgefallene Zunge ist das häufigste mechanische Atemwegshindernis beim Bewußtlosen. **b** Überstrecken des Kopfes durch Anheben des Nackens

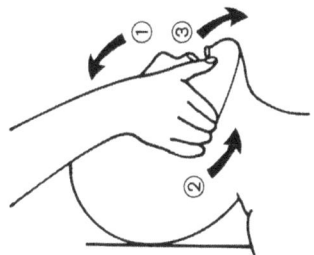

Abb. 15. Dreifachhandgriff zum Freimachen der Atemwege bei vorhandener Spontanatmung. *Schritt 1:* Überstrecken des Kopfes nach hinten; *Schritt 2:* Vorschieben des Unterkiefers, bis die untere Zahnreihe vor die obere gelangt; *Schritt 3:* Öffnen des Mundes durch Herabziehen des Unterkiefers mit dem Daumen

---

Technik des Dreifachhandgriffs
1. Mit den seitlich am Kopf angelegten Händen wird der Kopf nach hinten in den Nacken überstreckt.
2. Vier Finger beider Hände umfassen den Unterkieferwinkel vor den Ohrläppchen und ziehen den Unterkiefer nach vorn. Die untere Zahnreihe wird dabei vor die obere Zahnreihe geschoben.
3. Die Daumen werden auf dem Kinn aufgelegt und schieben die Unterlippe von der Zahnreihe zurück.
Zum Öffnen des Mundes drücken beide Daumen auf das Kinn.

Eine unter die Schultern gelegte Rolle (z. B. Decke, Kissen), stabilisiert den Kopf in der überstreckten Position.

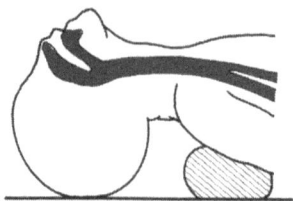

Abb. 16. Freihalten der Atenwege: Durch eine unter die Schultern geschobene Rolle bleibt der Kopf in überstreckter Position

Freimachen der Atemwege mit der Hand und durch Absaugen

Läßt sich ein Patient nicht beatmen, obwohl der Dreifachhandgriff (Überstrecken des Kopfes, Vorschieben des Unterkiefers, Öffnen des Mundes) richtig durchgeführt wurde, ist eine Verlegung der Atemwege durch Fremdkörper anzunehmen. In diesem Fall ist der Mund weit zu öffnen und von Fremdmaterial (Blut, Sekret, Erbrochenes, Gebiß, Speisereste) zu reinigen.

Wenn kein Absauger vorhanden ist, müssen hierzu Zeige- und Mittelfinger benutzt werden.

Beatmung

Beatmungstechniken im Notfall

1. Mund-zu-Mund- und Mund-zu-Nase-Beatmung (Atemspende);
2. Beatmung mit einfachen Hilfsmitteln:
   a) Safar-Tubus,
   b) Maskenbeatmung durch Mund.

Wichtigste Voraussetzung für eine suffiziente Mund-zu-Mund- oder Mund-zu-Nase-Beatmung beim Erwachsenen ist das korrekte Überstrecken des Kopfes in den Nacken.

Die Exspirationsluft enthält 16–18 % Sauerstoff. Bei Atemspende mit dem Doppelten des normalen Atemzugvolumens kann ein arterieller pO_2 von ca. 70 mmHg und eine Sauerstoffsättigung von über 90 % erzielt werden.

> **Merke**
> Die notfallmäßige Beatmung darf deshalb nicht durch das Herbeiholen von Hilfsmitteln verzögert werden.

Abb. 17. Überstrecken des Kopfes zur Atemspende

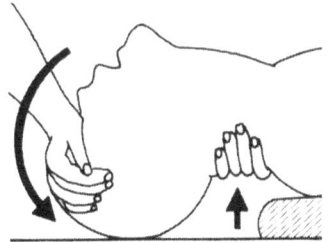

Atemspende mit Exspirationsluft

1. Bei Bewußtlosigkeit Überstrecken des Kopfes in den Nacken.
2. Bei Atemstillstand Mund-zu-Nase-Beatmung.
3. Bei Unmöglichkeit, die Mund-zu-Nase-Beatmung durchzuführen, Mund-zu-Mund-Beatmung.
4. Bei Erfolglosigkeit der Atemspende Dreifachhandgriff sorgfältig durchführen und nochmals Mund-zu-Mund-Beatmung versuchen.

> **Beachte**
> Ein Taschentuch, das über Mund und Nase des Patienten gelegt wird, kann vielen helfen, die hygienischen Bedenken zu vermindern.

Technik der Mund-zu-Mund-Beatmung
1. Helfer kniet seitlich am Kopf des Patienten.
2. Überstrecken des Kopfes.
3. Daumen und Zeigefinger der auf der Stirn liegenden Hand verschließen die Nasenlöcher.
4. Mund ca. 1 cm öffnen.
5. Tief einatmen, mit dem eigenen Mund den Mund des Patienten fest umschließen.
6. Ausatemluft in den Mund des Patienten blasen.
7. Überprüfung der Effektivität durch Beobachtung des Thorax (Heben und Senken).

Kardiopulmonale Reanimation

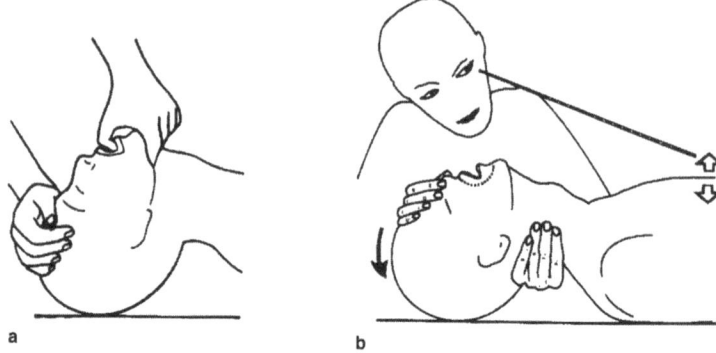

Abb. 18. a Öffnen des Mundes zur Mund-zu-Mund-Beatmung. **b** Mund-zu-Mund-Beatmung. Die Nase wird zugehalten mit Daumen und Zeigefinger der auf der Stirn liegenden Hand. Zur Kontrolle der Wirksamkeit wird der Brustkorb beobachtet

> 8. Nach Beendigung der Insufflation das eigene Gesicht zur Seite wenden mit Blick auf den Thorax und dabei Luftstrom der Ausatmung hören und fühlen.
> 9. Beatmungsfrequenz: 12/min.
> 10. Beatmungsvolumen: 500–1000 ml.

Lagerung

Nach Feststellung eines Herz-Kreislauf-Stillstands wird der Patient flach, horizontal, auf eine harte Unterlage gelegt.

Wenn möglich, die Beine anheben, um den peripheren Widerstand während der Herzmassage zu erhöhen (Wirkung ähnlich wie Adrenalingabe). Hierzu werden die Beine auf einem Stuhl oder auf dem Bettrand aufgelegt, an eine Wand gelehnt oder von einem Helfer hochgehalten.

Aufsuchen des Druckpunktes

Der Druckpunkt für die externe Herzmassage liegt über dem unteren Drittel des Sternums. Man findet den Druckpunkt am schnellsten, wenn man sich mit den Fingern am unteren Rippen-

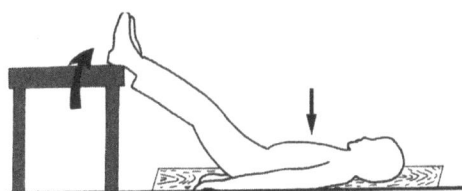

Abb. 19. Lagerung zur externen Herzmassage: Harte Unterlage (Brett) unter Thorax legen! (Widerlager bei Kompression!) Beine anheben! (Erhöhung des peripheren Widerstands)

Abb. 20.

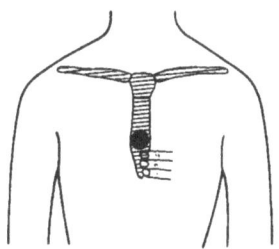

bogen entlang tastet, bis man den Vorsprung des Schwertfortsatzes fühlt. Drei Finger breit (3–5 cm) oberhalb des Schwertfortsatzes liegt der Druckpunkt für die externe Herzmassage.

Technik der externen Herzmassage beim Erwachsenen
1. Ein Handballen wird oberhalb des Druckpunktes, auf der unteren Sternumhälfte im Verlauf der Körperachse, aufgelegt.
2. Der andere Handballen wird darüber aufgesetzt. Die Finger beider Hände sind entweder angehoben oder ineinander verkrallt, um Rippenfrakturen zu vermeiden.
3. *Druckphase:* Mit durchgestreckten Armen und senkrecht über dem Druckpunkt befindlichen Schultern wird das Sternum etwa 3–5 cm eingedrückt.
Beim Erwachsenen muß der Thorax mit bis zu 20 kp Kraft komprimiert werden. Dazu ist es notwendig, daß der Helfer das Gewicht seines Oberkörpers auf die gestreckten Arme verlagert.

4. *Entlastungsphase:* Das Sternum wird entlastet, ohne daß die Handballen vom Druckpunkt abgehoben werden. Der Brustkorb geht dabei in seine Ausgangsstellung zurück. Druck- und Entlastungsphase dauern etwa gleich lang.
5. Die Frequenz bei der externen Herzmassage beträgt beim Erwachsenen 80–100/min.
6. Auf keinen Fall darf die Herzmassage länger als 5 s unterbrochen werden. Lediglich für die Durchführung der Intubation ist eine Unterbrechung von 10–20 s notwendig.

Literaturverzeichnis

Vorbemerkungen. Der Autor beschäftigt sich seit 1970 mit dem Thema ärztlicher Notfalldienst. Eigene Erfahrungen und Hinweise von Kollegen sind ebenso wichtig wie das Literaturstudium. Alle Publikationen zu nennen, die zur Entstehung des vorliegenden Buches beigetragen haben, ist nicht möglich; es wird daher nur eine Auswahl wichtiger Werke aufgeführt.

A. Lexika [1-6]

1. Arzneimittelkursbuch 96/97 (1996) A.V.I. Arzneimittel-Verlags GmbH, Berlin
2. Psychrembel (1994) Klinisches Wörterbuch, 257. Auflage. De Gruyter, Berlin
3. Rieger H-J (Hrsg) (1984) Lexikon des Arztrechts. De Gruyter, Berlin
4. Roche Lexikon Medizin (1993) Urban & Schwarzenberg, München
5. Rote Liste (1997) Editio Cantor, Aulendorf
6. MSD Manual (1993) Urban & Schwarzenberg, München

B. Schmerzen [10-14]

10. Meier H (1987) Analgesie bei Kindern. Perimed, Erlangen
11. Soyka D (1984) Kopfschmerz. Edition Medizin, Weinheim
12. Tilscher H, Wessely P, Eder M, Porges P, Jenker FL (1988) Kopfschmerzen. Springer, Berlin Heidelberg New York Tokio
13. Wörz R (1986) Pharmakotherapie bei Schmerz. Edition Medizin, Weinheim
14. Zenz M, Jurna I (1993) Lehrbuch der Schmerztherapie. Wiss. Verlagsgesellschaft, Stuttgart

C. Pharmakologie [20–23]

20. Feiereis H, Kabelitz H-J (1985) Internistische Pharmakotherapie. Verlag H. Marseille, München
21. Kuemmerle H-P, Hitzenberger G, Spitzy KH (1990) Klinische Pharmakologie. Ecomed, Landsberg
22. Schweier P (1988) Pharmakotherapie im Kindesalter. Verlag H. Marseille, München
23. Spielmann H, Steinhoff R (1990) Taschenbuch der Arzneimittelverordnung in Schwangerschaft und Stillperiode. G. Fischer, Stuttgart.

D. Ärztlicher Notfalldienst [30–36]

30. Albert C (1985) Der Notfall – Fahrdienst in Hannover. Med. Dissertation, Medizinischen Hochschule Hannover
31. Bremer F, Hernchen U, Bartsch A, Schüttler J (1996) Notfallmedizin direkt. Thieme, Stuttgart
32. Dick W, Schuster H-P (Hrsg) (1992) Notfall- und Intensivmedizin mit Repetitorium. De Gruyter, Berlin
33. Gross R, Hellner A (1985) Der Arzt im Notfalldienst. Schattauer, Stuttgart
34. Müller S (1991) Memorix Notfallmedizin. Edition Medizin, Weinheim
35. Sefrin P (1988) Notfalltherapie im Rettungsdienst. Urban & Schwarzenberg, München
36. Vetter G (Hrsg) (1987) Notfalldienstseminar. KV Hessen, Frankfurt am Main (nicht im Buchhandel)

E. Allgemeinmedizin [40–44]

40. Kochen MM (Hrsg) (1992) Allgemeinmedizin. Hippokrates, Stuttgart
41. Mader FH, Weißgerber H (1993) Allgemeinmedizin und Praxis. Springer, Berlin Heidelberg New York Tokio
42. Tönies H (1991) Hausbesuch und Diagnostik im Notdienst. Springer, Berlin Heidelberg New York Tokio
43. Weisbach W-R (1991) Hausbesuch im Wandel. Deutscher Ärzte-Verlag, Köln
44. Comberg HU, Klimm HD (1996) Allgemeinmedizin. Enke, Stuttgart

F. Therapie [50–55]

50. Ganz H (1981) HNO-Heilkunde in der Praxis. Edition Medizin, Weinheim
51. Haas V, Hess H, Flörkemeier V (1984) Der kleine Unfall in Alltag und Sport. Medical Tribune, Wiesbaden
52. Ulmer WT (1988) Husten. Kohlhammer, Stuttgart
53. Tyrrell DAJ (Hrsg) (1996) Erkältungskrankheit. G. Fischer, Stuttgart Jena

54. Wolff HP, Weihrauch TR (1996) Internistische Therapie 96/97. Urban & Schwarzenberg, München
55. Bünte H et al. (1993) Therapie-Handbuch, Urban & Schwarzenberg, München

G. Zeitschriften [60-62]

60. Praxis Magazin. Springer, Berlin Heidelberg New York Tokio
61. „tägliche praxis". Verlag H. Marseille, München
62. ZFA (Zeitschrift für Allgemeinmedizin). Hippokrates, Stuttgart

H. Weiterführende Literatur [70]

70. Leger L, Nagel M (1975) Chirurgische Diagnostik. Springer, Berlin Heidelberg New York Tokio

Sachverzeichnis

A
abdominale Schmerzen 66–84
- Abdominalkolik 69
- akutes Abdomen 74–78
- Appendizitis 77, 78
- Diagnose 66
- Diarrhö 68
- Gallenkolik/Gallensteine 80, 170
- Gastritis 69, 72
- Gastroenteritis
  (*siehe dort*) 68–71
- Ileus (*siehe dort*) 76, 77
- intestinale Blutung 71
- Koliken (*siehe dort*) 69, 78–80
- Leistenschmerzen (*siehe dort*) 81, 82, 140, 141
- Mesenterialarterieninfarkt 75
- Mesenterialvenenthrombose 75
- Meteorismus (Blähungen) 72, 99, 102
- Oberbauchbeschwerden, funktionelle 72
- Pankreatitis, akute 75
- Perforation 75, 76
- Peritonitis 75
- Salmonellenenteritis 69
- Stuhlverhaltung (Obstipation) 73, 74
- Therapie 67, 68
- Ulcus ventriculi 73
- Untersuchung 69
- Ursachen 66
- Vorgehen 66, 67
Abort 111, 165
Abrechnungsschein 26, 27
Absaugen der Atemwege 226
Abszeß 83, 141, 142, 165
- im Analbereich 83

Acetylsalicylsäure (ASS) 35, 52, 104, 131, 191
- Aspirin 35, 52, 191
- Aspisol 35, 191
Adalat (Nifedipin) 210, 211
Adnexitis 110
Adrenalin (Epinephrin) 35, 192, 224
Alkoholismus 147, 148
- Clomethiazol (Distraneurin) 148
- Delir 144, 148, 203
Allergien 165, 166
Allopurinol 65
ältere Menschen/hohes Alter 81, 113, 114
- Altersschwindel 184
- Arzneitherapie 114
- Gelenkschmerzen 81
- Grundsätze der Medikamentengabe 114
- Heimbewohner 114
- Krankenbeobachtung 114
Ambroxol (Mukolytika) 131, 180, 185
Amoxycillin 131, 195
Analbereich, Schmerzen 83, 84
- Abszeß 83
- Analbluten 84
- Analfissur 83
- Hämorrhoiden 83
- Thrombose, perianale 84
Analekzem 84
Analgesie 48
Analgetika/Analgetikatherapie
(*siehe auch* Schmerz) 34, 48–50
- Fehler bei der Analgetikatherapie 49
Analhygiene 83

Anfalltherapie, Asthma 126
Angina (Rachen- und
 Mandelentzündung) 167
Angina pectoris (Stenokardien) 87
Angst / Panik 146, 147
Antibiotika 123, 131, 193-197
- Amoxicillin 131, 195
- Cephalosporin (Lorafem) 131,
 196
- Co-Trimoxazol (*siehe dort*) 196
- Doxycyclin 131, 196
- Makrolide (*siehe dort*) 195
- Penicillin (*siehe dort*) 194
Antidarrhoika 70
Antiemetikum 35
Antiepileptikum 34
Antihistaminika 34, 185
Antihypertensiva 35
Antipsychotikum 35
Antipyretika 105
Antirheumatika,
 nichtsteroidale 208-210
- Diclofenac (Voltaren) 36, 52, 59,
 60, 62, 209
- Ibuprofen 52, 167, 173, 209, 210
Antitussiva 122
Antivertiginosa 185
Anxiolyse 147
Aphthen 186
Apoplex (Schlaganfall) 167, 168
Appendizitis 77, 78
Applikationsformen
 der Pharmaka 31
- intramuskuläre 31
- intravenöse 31
- rektale 33
- sublinguale 33
- Vastus-lateralis-Injektion nach *von
 Hochstetter* 32
- ventroglutäale Medikamenten-
 injektion nach *von Hochstetter* 32
Arbeitsunfähigkeits-
 bescheinigung 28, 29
Arpha 101
Arthritis 64
- Definition 64
- Vorgehen 64
ärztliche Hilfe, Art der 20
Arztnummer 30
Arzttasche, Inhalt 33-39
- diagnostische Ausrüstung 37

- Hilfsmittel 37
- Medikamente (*siehe dort*) 34-37
- Standardausrüstung 34
Aspirin, Aspisol, ASS
 (*siehe* Acetylsaliclsäure)
Asthma bronchiale 125-129
- Anfalltherapie 126
- Asthmatrigger 128
- Definition 125
- Fehldiagnosen 128
- Herzasthma 128
- Kinder 127
- und Lungenödem 128
- Säuglinge 128
- Status asthmaticus 127
- stille Lunge 128
- Therapie 127
- Trias des Asthmatikers 126
Atemwege 224-226
- Absaugen 226
- Freimachen 224
Atemwegserkrankungen 115-135
- Asthma bronchiale
 (*siehe dort*) 125-129
- Bronchitis (*siehe dort*) 122, 123
- COLD (chronisch obstruktive
 Lungendysfunktion) 120
- Epiglottis 132-134
- Husten (*siehe dort*) 101, 116,
 120-124
- Infekt, grippaler (*siehe
 dort*) 115-120
- Kruppsyndrom 132
- Laryngitis 117
- Laryngotracheitis,
 stenosierende 132-134
- Luftnot (*siehe* Dyspnoe) 124-135
- Lungenödem 128, 181
- Mukostase 117
- Pharyngitis, akute 117
- Pneumonie 130, 131
- Pseudokrupp 132
- respiratorische Insuffizienz 132
- Rhinitis 117, 119
- Rhinopharyngitis 118
- Sinusitis 119, 120, 185
- Tracheobronchitis 129, 130
Atosil (Levomepramzin) 113, 145,
 204
Atropin 36, 197
Augenerkrankungen 138, 169

Sachverzeichnis

- Fremdkörper 138
- Glaukomanfall 169
- Hyposphagma 169
- Konjunktivitis 169
- Lidverletzungen 139
- Verätzungen 138
AVK (arterielle Verschluß-
  krankheit) 172
Azithromycin (Zithromax) 195

B
Bactrim 196
Bandscheibenschaden 60
Bandscheibenvorfall 62
Bauchschmerzen (*siehe* abdominale
  Schmerzen) 66–84
Bauchtrauma, stumpfes 140
Beatmung 223–227
- Frequenz 223
- Maskenbeatmung 226
- Technik 227
Ben-u-ron (Paracetamol) 211
Betablocker 212
Betaisadonna (Polyvidonjod) 35,
  142, 186, 212
Bewußtlosigkeit 155
BG (Berufsgenossenschaft) 30
Bienenstich 179
Bisacodyl 73
Bißwunden 141
Blähungen (*siehe* Meteorismus) 72
Bläschen (*siehe auch*
  Hautkrankheiten) 106
Blasen, traumatische 141
Blutung
- intestinale 71
- aus der Scheide (Placenta-praevia-
  Blutung) 111
- Verletzungen, blutende 141
Blutvergiftung 142
BPH (benigne Prostata-
  hyperplasie) 82
Brechdurchfall 69, 70
Bronchitis, Therapie (*siehe auch*
  Husten) 122, 123
- Antibiotika 123
- Antitussiva 122
- Asthma bronchiale
  (*siehe dort*) 125–129
- Kortison 124, 126
- Sekretolytika 123

- β_2-Sympathikomimetika 123
- Theophyllin (Euphyllin) 123
- Tracheobronchitis 129, 130
Bronchoparat 214
Bronchospasmin 213
BtM-Rezepte 22, 24
Buprenorphin (Temgesic) 36
Bursitis/Bursopathien
  (Schleimbeutelentzündung) 63,
  169
Buscopan (Scopolaminbutyl-
  bromid) 35, 53, 79, 214
Butylscopolamin 79, 214
BWS-Syndrom 59

C
Cafergot N (Ergotamin) 58
Captagon 149
Cefixim (Cephoral) 197
Cephalosporin (Lorafem) 131, 196
Cetirizin (Zyrtec) 166
Chirurgie, kleine (*siehe* Unfall,
  kleiner) 137–142
Cholezystitis 80, 170
Chronalgesie
  (chronische Schmerzen) 46, 47
- Ursachen 47
Ciprofloxazin (Ciprobay) 187
Clarithromycin (Klacid) 195
Clomethiazol (Distraneurin) 148
Codein
- Codipront mono 101, 122, 131,
  197
- Dihydrokodein (DHC) 197
Colchicin 65
COLD (chronisch obstruktive
  Lungendysfunktion) 120
Colitis ulcerosa 170
„common cold" (*siehe* Infekt,
  grippaler) 115
Commotio cerebri
  (Gehirnerschütterung) 139
Co-Trimoxazol 196
- Bactrim 196
- TMS 196
- Trimethoprim 196
Crohn-Erkrankung 170

D
Decortin (Prednison) 36
Dekubitus 170

Delir 144, 148, 203
- Entzugsdelir 203
Dexamethason (Fortecortin) 36, 65, 201
Dextromed 37
Dextromethorphan 101, 122
Diabetes mellitus 170, 171
- Hyperglykämie 171
- Hypoglykämie 171
Diagnose / Diagnosestellung 19
- abdominale Schmerzen 66
- Epiglottitis 134
- Herzinfarkt 88
- ICD 10 19, 26, 28
- Laiendiagnosen, angstbesetzte 16
- Laryngotracheitis, stenosierende 132
- Notfalldiagnostik (4 Punkte) 94, 95
- Symptomdiagnosen 19
- unklare Diagnosen 165
- Zuordnung, diagnostische 20
diagnostische Ausrüstung der Arzttasche 37
Diarrhö 68-71
- Antidarrhoika 70
- Brechdurchfall 69, 70
- Reisediarrhö 69
- Ursachen 68
Diazepam (Valium) 36, 53, 59, 92, 147, 173, 198
Diclofenac (Voltaren) 36, 52, 59, 60, 62, 209
Dicodid 197
Dihydrokodein (DHC) 197
Dimenhydrinat (Vomex) 185
Dimeticon 199
- Lefax 72, 102, 199
- sab simplex 199
Dimetinden (Fenistil) 166
Distanzbehandlung 15
Distorsionen 172
Distraneurin (Clomethiazol) 148
Diuretikum 34
Doloproct 83
Dolviran N 50
Dopamin 96
Doxycyclin (Tetrazyklin) 131, 196
Drehschwindel 185
Dreimonatskoliken (Trimenonkolik) 102

Drogenabhängige 149-152
- Abstinenzsyndrome 152
- Drogenberatungsstelle 150
- Drogennotfälle 151
- Intoxikationen 151
- Methadonprogramm 23, 150
- Polytoxikomanie 151
- Regeln im Umgang mit Drogenabhängigen im Notfalldienst 151
Dubotamin (Dobutrex) 96
Dulcolax 73
Durchblutungsstörungen 172
Durchfallerkrankungen (siehe Diarrhö) 68-71
Dysmenorrhö 109, 110
- Blutungen 109, 110
- Hypermenorrhö 109
- schmerzhafte Menstruation 109
Dyspnoe (Luftnot) 124-135
- Asthma bronchiale (siehe dort) 125-129
- Definition 124

E

EBM (Einheitlicher Bewertungsmaßstab) 30
Einsatz des Notarztes, primärer 6
Einweisung, stationäre 9
Eklampsie 111
Elektrolytersatz (Elotrans) 69, 70
Elotrans (Elektrolytersatz) 69, 70
Emesis gravidarum 111
Enteritis 69
Enterokolitis 170
Entzugsdelir 203
Epicondylitis 173
Epididymitis / Orchitis 82
Epiglottitis 132-134
- Diagnose 134
- Therapie 134
- Verlauf 133
Epilepsie 154
- Status epilepticus 154
- Therapie 154
Epinephrin (Adrenalin) 35, 192, 224
Erbrechen 111, 206
- Schwangerschaftserbrechen 206
Ergotamin (Cafergot N) 58
Erkältung (siehe Infekt, grippaler) 115

Sachverzeichnis

Erkältungsviren 115
Erregungszustände 146
Erysipel (Wundrose) 173
Erythem (*siehe auch*
  Hautkrankheiten) 106
Erythromycin (Pädiathrocin) 195
Euphyllin / Euphylong
  (Theophyllin) 36, 123, 214, 215
Exanthem (*siehe auch*
  Hautkrankheiten) 106
Exsikkose 69
Extrauteringravidität 110
Extremitätenverletzungen 140

F
Fencheltee 102
Fenistil (Dimetinden) 166
Fibromyalgie 63
Fieber 104-106
- Antipyretika 105
- Definition 104
- Fieberkrämpfe 154, 198
- Wadenwickel 106, 116
Formularwesen 21
- rechtliche Vorgaben 28
Fortbildungspflicht 6
Fortecortin (Dexamethason) 36, 65, 201
Fortral 149
Fremdkörper im Auge 137, 138
FSME (Frühsommermeningoenzephalitis) 179
Furosemid (Lasix) 36, 168, 199

G
Gallenkolik (Cholezystitis) 80, 170
Gallensteine 80
Gastritis 69
- akute 72
- chronische 72
- Maalox 72
Gastroenteritis 68-71
- Antidarrhoika 70
- Heilnahrung 71
- infektiöse 69-71
- Salmonellenenteritis 69
- Shigellen 69
Gehirnerschütterung
  (Commotio cerebri) 139
Gehörgangsentzündung
  (*siehe auch* Otitis) 183

Geisteskrankheit 152, 153
- Zwangseinweisung psychisch
  Kranker (*siehe dort*) 152, 153
Gelenkschmerzen 64, 65, 81
- alte Patienten 81
- Arthritis (*siehe dort*) 64
- Arthrosen 64
- Gichtanfall 65
Gelenkverletzungen 172
Geltungsbereich 6
Geriatrie, Schmerztherapie 50
Gestose 111
Gichtanfall 65
- Definition 65
- Klinik 65
- Vorgehen 65
Giftnotrufzentrale
  (*siehe auch* Vergiftung) 189
Gingivitis 186
Glaukomanfall 169
Glukokortikoide 36, 126, 200-202
- Dexamethason (Fortecortin) 36, 65, 201
- Prednisolon (Solu-Decortin
  H) 36, 126, 200, 201
- Rectodelt 36, 201
Glukose 35
Glyceroltrinitrat (Nitrolingual) 36, 79, 202
GOÄ (Gebührenordnung für
  Ärzte) 30
Gonorrhö 187
Grippe (*siehe* Infekt, grippaler) 115
Gürtelrose 175

H
H_2-Blocker (Ranitidin) 73
Haemo-Exhirud 84
Haftfähigkeitsbescheinigung 14
Haloperidol (Haldol) 37, 113, 145, 203
Hals, Schiefhals 63, 173
Halsschmerzen 117-120, 167
- Angina 167
- Laryngitis 117
- Peritonsillitis 119
- Pharyngitis, akute 117
- Rhinopharyngitis 118
- Tonsillitis 118
Hämatom, subunguales 140
Hämorrhoiden 83

Harnverhaltung, akute 82, 83
Harnwege
- Harnwegsinfekt 174
- Koliken 80
Hausbesuch 18
Hautkrankheiten („die bunte
  Haut") 106, 107, 165, 173-175
- Allergien 165, 166
- Bläschen 106
- Erysipel (Wundrose) 173
- Erythem 106
- Erosion 107
- Exanthem 106
- Herpes (*siehe auch dort*) 175
- Juckreiz 107, 174
- Knötchen 106
- Quaddel 106
- *Quincke*-Ödem 165
- Rhagade 107
- Schuppe 107
- Urtikaria 165
- Windeldermatitis 190
Heilnahrung 71
Heimbewohner (*siehe auch* ältere
  Menschen) 114
Heimlich-Handgriff 138
Herpes 175
- H. zoster 175
Herzdruckmassage (*siehe auch*
  Reanimation) 224, 228, 229
- Aufsuchen des
  Druckpunktes 228
- Technik 229
Herzerkrankungen 85-96, 172, 175,
  176
- AVK (arterielle Verschlußkrank-
  heit) 172
- Herz-Kreislauf-Versagen 94
- Herzasthma 128
- Herzinfarkt (*siehe* Infarkt) 88-96
- Herzneurose 86
- Herzrhythmusstörungen 175
- Herzstillstand 94
- Hypertonie 176
- Hypotonie 178
- koronare Herzerkrankung
  (KHK) 86-88
- Kreislaufdysregulation 178
- Notfälle durch
  Herzerkrankungen 85
- Orthostase 178

- Sofortmaßnahmen 95
- Tachyarrhythmien 204
- Therapie 95, 96
Hilferuf 15, 16
- vom Laien 16
- Wortwahl 15
Hirninfarkt 167
von Hochstetter
- Vastus-lateralis-Injektion 32
- ventroglutäale Medikamenten-
  injektion 32
Hoden
- akuter 82
- Hodentorsion 82
Hornissenstich 179
Hörsturz 176
Husten (*siehe auch* Bronchitis) 101,
  116, 120-124
- Differentialdiagnose 120
- Keuchhusten (Pertussis) 180
- beim Kind 101
- Komplikationen 121
- Raucherhusten 120
- Therapie 122, 123
- trockener 116
HWS-Schleudertrauma/
  HWS-Syndrom 63, 173
Hydrozele 82
Hyperemesis 111
Hyperglykämie 171
Hypermenorrhö 109
Hypertonie/
  hypertensive Krise 176
Hyperurikämie 65
Hyperventilationstetanie 176
Hypoglykämie 171
Hyposphagma (*siehe auch*
  Augenerkrankungen) 169
Hypotonie 178

I
Ibuprofen 52, 167, 173, 209, 210
ICD 10 19, 26, 28
Ileus 76, 77
- mechanischer 76
- paralytischer 76
Imigran (Sumatriptan) 58
Imodium (Loperamid) 70
Indometacin 62
Infarkt/Herzinfarkt (*siehe auch*
  Herzerkrankungen) 88-96

Sachverzeichnis

- Definition 88
- Diagnose 88
- Erstbehandlung 90
- Myokardinfarkt 88
- Sofortmaßnahmen 95
- stiller Infarkt 89
- Therapie 95, 96
- Ziel der Infarktbehandlung außerhalb des Krankenhauses 92

Infekt, grippaler 115–120
- Bronchitis (*siehe dort*) 122, 123
- COLD (chronisch obstruktive Lungendysfunktion) 120
- Grippeotitis 116, 120
- Halsschmerzen 117–120
- Husten (*siehe dort*) 101, 116, 120–124
- Komplikationen 116
- Laryngitis 117
- Mukostase 117
- Peritonsillitis 119
- Pharyngitis, akute 117
- Rhinitis 117, 119
- Rhinopharyngitis 118
- Schnupfen 119
- Sinusitis 119, 120, 185
- Therapie 116
- Tonsillitis 118

Infektionen
- chirurgische 141, 142
- – Abszeß 141, 142
- – Lymphangitis 142
- Harnwegsinfekt 174

Influenza (*siehe* Infekt, grippaler) 115
Insektenstiche 178, 179
- Bienen 179
- Hornissen 179
- Wespen 179

Insertionstendinosen 63
Interkostalneuralgie 59
Intoxikationen, Psychopharmaka 149, 151
intramuskuläre Medikamentenapplikation 31
intravenöse Medikamentenapplikation 31
Ischämie, zerebrale 167
Ischialgie 60
Isocillin 194

J

Juckreiz (*siehe auch* Hautkrankheiten) 107, 174
juristische Aspekte 10

K

Kardiaka 34
Kassenrezept 21
Katadolon 62
Keuchhusten (Pertussis) 180
KHK (koronare Herzerkrankung) 86–88
Kinder/Kinderkrankheiten 97–107
- Asthma bronchiale 127, 128
- Dreimonatskoliken (Trimenonkolik) 102
- Fieber (*siehe dort*) 104–106
- Hautkrankheiten („die bunte Haut") 106, 107
- Hustenanfälle 101
- Masern 102, 103
- Meteorismus (Blähungen) 72, 99, 102
- Mumps (Ziegenpeter, Parotitis) 104
- Säugling 97 ff.
- Schmerztherapie 51, 52
- Schreien 99
- Tod bei Kindern und Jugendlichen 162
- Windpocken 103

Klacid (Clarithromycin) 195
Knötchen (*siehe auch* Hautkrankheiten) 106
Kodein (*siehe* Codein)
Kohle 70
Koliken 69, 78–80, 170
- abdominale 69, 78
- Definition 78
- Dreimonatskoliken (Trimenonkolik) 102
- Gallenkolik 80, 170
- Harnwege 80
- Klinik 78
- Therapie 79
- Vorgehen 78

Konjunktivitis 169
Konsultation im Notfalldienst 16
Kopfschmerzen 55–57
- Anamnese 55

- Therapie 57
- Ursachen 56
koronare Herzerkrankung
(KHK) 86–88
Koronarinsuffizienz 87
Korsakow-Psychose 148
Kortison 124, 126, 168
Kortisonexterna 200
Krankenhauseinweisung 9, 24, 25
Krätzmilben 183
Kreislaufdysregulation 178
Kruppsyndrom 132

L

Laboruntersuchungen 30
Lactulose 73
Laiendiagnosen, angstbesetzte 16
Laryngitis 117
Laryngotracheitis,
stenosierende 132–134
- Diagnose 134
- Therapie 134
Lasègue-Zeichen 61
Läuse 183
Lebensmittelvergiftung,
bakterielle 69, 70
Lefax (Dimeticon) 72, 102, 199
Leiche (*siehe auch* Sterben
und Tod) 162
Leichenschau 161, 163
Leistenschmerzen 81, 82, 140, 141
- Gelenkschmerzen,
alte Patienten 81
- Hernie (Leistenbruch) 81
- Hoden, akuter 82
Leitstelle, integrierte 11
Levomepromazin (Atosil) 113, 145,
204
Lidocain 36, 204
Lidverletzungen 139
Livores (Totenflecken) 157, 158
Loperamid (Imodium) 70
Lorafem (Cephalosporin) 131, 196
Lorazepam (Tavor) 36
Luftnot (*siehe* Dyspnoe) 124–135
Luftwege, Erkrankungen der
(*siehe* Atemwegs-
erkrankungen) 115–135
Lumbago 60
Lungenembolie 89
Lungenödem 128, 181

Lymphangitis 142
Lysetherapie 91

M

Maalox 72
Makrolide 195
- Azithromycin (Zithromax) 195
- Clarithromycin (Klacid) 195
- Erythromycin (Pädiathrocin) 195
Masern 102, 103
Maskenbeatmung (*siehe auch*
Beatmung) 226
McBurney-Punkt 77
Meclozin (Peremesin) 112
Medikamente 34–37, 191–217
- Acetylsalicylsäure (ASS) 35, 52,
105, 131, 191
- Adrenalin (Epinephrin) 35, 192,
224
- Allopurinol 65
- Ambroxol 131, 180, 185
- Amoxicillin 131, 195
- Analgetika (*siehe dort*) 34, 49, 50
- Antibiotika (*siehe dort*) 123, 131,
193–197
- Antidarrhoika 70
- Antiemetikum 35
- Antihistaminika 34, 185
- Antihypertensiva 35
- Antipsychotikum 35
- Antipyretika 105
- Antirheumatika, nichtsteroidale
(*siehe dort*) 208–210
- Antitussiva 122
- Applikationsformen der Pharmaka
(*siehe dort*) 31
- Arpha 101
- Atropin 36, 197
- Azithromycin (Zithromax) 195
- Betablocker 212
- Bisacodyl 73
- Bronchoparat 214
- Bronchospasmin 213
- Buprenorphin (Temgesic) 36
- Butylscopolamin 79, 214
- Captagon 149
- Cephalosporin (Lorafem) 131,
196
- Cefixim (Cephoral) 197
- Cetirizin (Zyrtec) 166
- Ciprofloxazin (Ciprobay) 187

Sachverzeichnis

- Clarithromycin (Klacid) 195
- Clomethiazol (Distraneurin) 148
- Codein (Codipront mono) 101, 122, 131, 197
- Colchicin 65
- Co-Trimoxazol (*siehe dort*) 196
- Dexamethason (Fortecortin) 36, 65, 201
- Dextromed 37
- Dextromethorphan 101, 122
- Diazepam (Valium) 36, 53, 59, 92, 147, 173, 198
- Diclofenac (Voltaren) 36, 52, 59, 60, 62, 209
- Dicodid 197
- Dihydrokodein (DHC) 197
- Dimenhydrinat (Vomex) 185
- Dimeticon (*siehe dort*) 72, 102, 199
- Dimetinden (Fenistil) 166
- Diuretikum 34
- Dociton 212
- Doxycyclin (Tetrazyklin) 131, 196
- Dubotamin (Dobutrex) 96
- Doloproct 83
- Dolviran N 50
- Dopamin 96
- Elotrans (Elektrolytersatz) 69, 70
- Ergotamin (Cafergot N) 58
- Erythromycin (Pädiathrocin) 195
- Fortral 149
- Furosemid (Lasix) 36, 168, 199
- Glukokortikoide (*siehe dort*) 36, 126, 200-202
- Glukose 35
- Glyceroltrinitrat (Nitrolingual) 36, 79, 202
- Haemo-Exhirud 84
- H_2-Blocker (Ranitidin) 73
- Haloperidol (Haldol) 37, 113, 145, 203
- häufig verordnete Medikamente 18
- Ibuprofen 52, 167, 173, 209, 210
- Indometacin 62
- Kardiaka 34
- Katadolon 62
- Kohle 70
- Kombinationspräparate 50
- Kortison 124, 126, 168
- Lactulose 73
- Levomepromazin (Atosil) 113, 145, 204
- Lidocain 36, 204
- Loperamid (Imodium) 70
- Lorazepam (Tavor) 36
- Maalox 72
- Makrolide (*siehe dort*) 195
- Meclozin (Peremesin) 112
- Meloxicam (Mobec) 62
- Metamizol (Novalgin) 35, 52, 79, 204, 205
- Methadon 23
- Metroclopramid (MCP) 37, 58, 111, 206
- Microklist 73
- Morphin (*siehe dort*) 36, 92, 207, 208
- Mukolytika (Ambroxol) 131, 180, 185
- Mydocalm 60
- Naloxon 215
- Natriumbikarbonat ($NaHCO_3$) 96
- Nedolon P 50
- NeoTussan 101
- Nifedipin (Adalat) 210, 211
- Nitroglyzerin (Nitrolingual) 79
- Nitrolingual 87
- Opiate 23
- Oralpädon 69, 70
- Paracetamol 50, 52, 105
- Paspertin (Metoclopramid) 37, 58, 111, 206
- Penicilline (*siehe dort*) 194
- Pentoxyverin (Sedotussin) 101
- Polyvidonjod (Betaisadonna) 35, 142, 186
- Practo-Clyss 73
- Prednison (Decortin) 36
- Prednisolon (Solu-Decortin H) 36, 126, 200
- Propranolol 87, 212
- Rectodelt 36, 201
- Remedacen 149
- Ringer-Lösung 70
- Salbutamol (Salbulair) 36, 123, 126, 213
- Saroten 63
- Scopolaminbutylbromid (Buscopan) 35, 53, 79, 214

- Sekretolytika 101, 123
- Sedativum/Antiepileptikum 34
- Sportsalben 64
- Sultanol (Dosieraerosol) 213
- Sumatriptan (Imigran) 58
- Suprarenin 37, 192
- β_2-Sympathikomimetika 123
- Tetragynon (Stediril) 112
- Tetrazepam (Musaril) 62
- Theophyllin (Euphyllin) 36, 123, 214, 215
- Tilidin 215
- Tramadol (Tramal) 35, 53, 62, 216
- Tutofusin 70
- Valoron N 53, 62, 215
- Voltaren 36
- Xylometazolin (Olynth, Otriven) 217

Meldeschema 8
Meloxicam (Mobec) 62
Menière-Erkrankung 185
Meningitis 181
Menstruation
- Dysmenorrhö (*siehe dort*) 109, 110
- Hypermenorrhö 109
- schmerzhafte 109
Mesenterialarterieninfarkt 75
Mesenterialvenenthrombose 75
metabolisches Syndrom 171
Metamizol (Novalgin) 35, 52, 79, 204, 205
Meteorismus (Blähungen) 72, 99, 102
- Dreimonatskoliken 102
- Therapie 72
Methadon/Methadonprogramm 23, 150
Metoclopramid 37, 58, 111, 206
- MCP 206
- Paspertin 206
Microklist 73
Migräne 57–59
- Definition 57
- Therapie 58, 59
- Vorgehen 58
Mobec (Meloxicam) 62
Mononukleose/Mononucleosis infectiosa (*Pfeiffer-Drüsenfieber*) 119, 181, 182

Morbus
- M. *Crohn* 170
- M. *Menière* 185
Morphin 36, 92, 207, 208
- MST 207
- Wirkungen 208
Mukolytika (Ambroxol) 180
Mukostase 117
Mumps (Ziegenpeter, Parotitis) 104
Musaril (Tetrazepam) 62
Mydocalm 60
Myokardinfarkt (*siehe auch* Infarkt) 88
Myosen 63
Myotendopathie 63

N
Naloxon 215
Nasenbluten 182
Nasentamponade 182
Natriumbikarbonat (NaHCO$_3$) 96
Nedolon P (Paracetamol) 50, 211
NeoTussan 101
neuropsychiatrische Notfälle (*siehe* psychische Notfälle) 143–155
Nifedipin (Adalat) 210, 211
Nitroglyzerin 79
Nitrolingual (Glyceroltrinitrat) 36, 79, 87, 202
Notarzt 4
Notfall
- Definition 4
- medizinischer 11
- Verteilung 17
Notfallarzt, Pflichten 13
Notfalldiagnostik (4 Punkte) 94, 95
Notfalldienst 3, 4, 12
- unter statistischem Aspekt 16
- Verpflichtung 13
- und Vertragsarzt 3 ff.
Notfalltherapie 20
Novalgin (Metamizol) 35, 52, 79, 204, 205
Nysten-Regel 158

O
Oberbauchbeschwerden, funktionelle (*siehe auch* abdominale Schmerzen) 72
Obstipation (Stuhlverhaltung) 73, 74

Sachverzeichnis

Ohnmacht 187
Ohrenschmerzen (*siehe* Otitis) 116, 120, 183
Ohrenverletzungen 139
Olynth (Xylometazolin) 217
Opiate 23
Oralpädon 69, 70
Orchitis/Epididymitis 82
Organisation 5, 6
Orthostase 178
Otitis
- O. externa 183
- O. media (Grippeotitis) 116, 120, 183
Otriven (Xylometazolin) 217

P
Pädiathrocin (Erythromycin) 195
Panik 146, 147
- Panikattacke 147
Pankreatitis, akute 75
Paracetamol (Ben-u-ron, Nedolon P) 50, 52, 105, 211
Parasiten 183
Parotitis (Mumps, Ziegenpeter,) 104
Paspertin (Metoclopramid) 37, 58, 111, 206
Patientensprache 15
Penicilline 194
- Isocillin 194
- Penicillin V 194
- Phenoxymethylpenicillin 194
Pentoxyverin (Sedotussin) 101
Peremesin (Meclozin) 112
Perforation (*siehe auch* abdominale Schmerzen) 75, 76
Peritonitis 75
Peritonsillitis 119
Pertussis (Keuchhusten) 180
Pfeiffer-Drüsenfieber (Mononucleosis infectiosa) 119, 181, 182
Pharmakologie, spezielle (*siehe auch* Medikamente) 191-217
Pharyngitis, akute 117
Phlebothrombose 188
Phlegmone 142
Placenta-praevia-Blutung 111
Pneumonie 130, 131
- Definition 130

- Therapie 131
- Ursachen 130
Podagra 65
Polytoxikomanie 151
Polyvidonjod (Betaisadonna) 35, 142, 186, 212
Practo-Clyss 73
Prednisolon (Solu-Decortin H) 36, 126, 200
Prednison (Decortin) 36
Privatrezept 22
Propanolol 87, 212
- Docitin 212
- Propra 212
Prostatahyperplasie, benigne (BPH) 82
Pseudokrupp 132
psychische Notfälle 143-155
- Alkoholismus 147, 148
- Angst, Panik 146, 147
- Bewußtlosigkeit 155
- Delir 144, 148, 201
- Drogenabhängige (*siehe dort*) 149-152
- Epilepsie (*siehe dort*) 154
- Erregungszustände 146
- Intoxikationen, Psychopharmaka 149
- *Korsakow*-Psychose 148
- Psychosen 151, 152
- Suizidalität 146
- Therapie 145
- Untersuchung 143
- Zwangseinweisung psychisch Kranker (*siehe dort*) 152, 153
psychogene Hyperventilation 177
psychogener Schmerz 49
Psychosen 151, 152

Q
Quaddel (*siehe auch* Hautkrankheiten) 106
Quincke-Ödem 165

R
Ranitidin (H_2-Blocker) 73
Raucherhusten 120
Reanimation 157, 223-230
- Absaugen 226
- Aufsuchen des Druckpunktes 228

- Beatmung (*siehe dort*) 223–227
- Freimachen der Atemwege 224, 226
- Herzdruckmassage (*siehe dort*) 224, 228, 229
- Lagerung 227
- Zirkulation 224
Rechtsgrundlagen 12
Rechtslage 10
Rechtssprechung, Ergebnisse 12
Rectodelt 36, 201
Reisediarrhö 69
rektale Medikamentenapplikation 33
Remedacen 149
respiratorische Insuffizienz (*siehe auch* Atemwegserkrankungen) 132
Rettungsdienst 8
Reye-Syndrom 52
Rezept 21, 22, 28
- BtM-Rezepte 22, 24
- Kassenrezept 21
- Privatrezept 22
Rhagade (*siehe auch* Hautkrankheiten) 107
Rhinitis 117, 119
Rhinopharyngitis 118
Ringer-Lösung 70
Roemheld-Syndrom 199
Rückenschmerzen 60–63
- klinische Untersuchung 61, 62
- Therapie 62
- Vorgehen 61
Rumpf- und Extremitätenverletzungen 140, 141
- Bauchtrauma, stumpfes 140
- Leistenschmerzen 140, 141

S
sab simplex (Dimeticon) 199
Safar-Tubus 38, 226
Salbutamol 36, 123, 126, 213
- Salbulair 36, 123, 126, 213
- Sultanol (Dosieraerosol) 213
Salmonellenenteritis 69
Saroten 169
Säugling (*siehe auch* Kinder) 97 ff.
Schädelverletzungen 139
- Commotio cerebri (Gehirnerschütterung) 139
- Lidverletzungen 139
- Ohrenverletzungen 139
- Prellungen 139
- Wunden 139
Scharlach 183
Schiefhals 63, 173
Schlaganfall (Apoplex) 167, 168
Schleifendiuretikum 199
Schleimbeutelentzündung (Bursitis) 169
Schleudertrauma, HWS/HWS-Syndrom 63, 173
Schmerzen/Schmerztherapie 23, 45–84
- abdominale (*siehe dort*) 66–84
- akute 47, 48
- im Analbereich (*siehe dort*) 83, 84
- Analgetika/analgetikatherapie (*siehe dort*) 34, 49, 50
- antizipatorische Schmerztherapie 49
- Arthritis (*siehe dort*) 64
- Arthrosen 64
- Bewegungsapparat 59, 60
- BWS-Syndrom 59
- chronische (Chronalgesie) 46, 47
- Gelenkschmerzen 64, 65, 81
- Geriatrie 50
- Gichtanfall (*siehe dort*) 65
- Hoden, akuter 82
- Interkostalneuralgie 59
- aus kardiologischer Sicht 89, 90
- Kinder 51, 52
- Kombinationspräparate 50
- Kopfschmerzen (*siehe dort*) 55
- Leistenschmerzen (*siehe dort*) 81, 82, 140, 141
- Menstruation, schmerzhafte 109
- Migräne (*siehe dort*) 57–59
- mit Opiaten 23
- psychogene 49
- rekative Schmerztherapie 49
- Richtlinien 53
- Rückenschmerzen (*siehe dort*) 60–63
- Schmerzkomponenten 46
- Schwangere und Stillende 50

Sachverzeichnis

- somatische 48
- bei Sterbenden 157
- Thoraxschmerzen 59, 60
- viszerale 48
- Weichteilrheuma 63, 64
Schnupfen 119
Schock, anaphylaktischer 166, 167, 180
Schreien 99
Schürfwunden 141
Schwangerschaft 50, 110–112
- Abort 111, 165
- Blutungen aus der Scheide (Placenta-praevia-Blutung) 111
- Eklampsie 111
- Emesis gravidarum 111
- Extrauteringravidität 110
- Gestose 111
- Schmerzen bei Schwangeren und Stillenden 50
- Schwangere im Notfalldienst 111
- Schwangerschaftsabbruch 112
- Schwangerschaftserbrechen 206
- Vergewaltigung 112
Schwindel 184, 185
- Alterschwindel 184
- Drehschwindel 185
Scopolaminbutylbromid (Buscopan) 35, 53, 79, 214
Sedativum / Antiepileptikum 34
Sedotussin (Pentoxyverin) 101
Sehnenscheidenentzündung (Tendovaginitis) 61, 187
Sekretolytika 101, 123
Selbstmord 146
Shigellen 69
Sicherstellungsauftrag 11, 13
Sinusitis 119, 120, 185
Solu-Decortin H (Prednisolon) 36, 126, 200, 201
somatischer Schmerz 48
Sonnenbrand 186
Sorgfaltspflicht 13, 15
Sportsalben 64
Spülmittelvergiftungen 199
stationäre Einweisung 9
Status asthmaticus (*siehe auch* Asthma) 127
Status epilepticus 154
Stediril (Tetragynon) 112

Stenokardien (Angina pectoris) 87
Sterben und Tod 157–163
- Kinder 162
- Leiche 162
- Leichenschau 161, 163
- *Nysten*-Regel 158
- Polizei 162
- Reanimation (*siehe dort*) 157, 223–230
- Schmerztherapie 157
- der Sterbende 157
- Todesbescheinigung 158–161
- Todesursachen 158, 161, 162
- – gewaltsamer Tod 162
- – natürlicher Tod 161
- – nicht geklärte 161
- – nichtnatürlicher Tod 161
- Todeszeichen 157
- Totenflecken (Livores) 157, 158
- Totenruhe 163
- Totenstarre 157
Stomatitis 186
Straßenverkehr 14
Straßenverkehrsordnung 14
Streptokinase 91
Stuhlverhaltung (Obstipation) 73, 74
sublinguale Medikamentenapplikation 33
Suizidalität 146
Suiziddrohungen 146
Sultanol (Dosieraerosol) 36, 213
Sumatriptan (Imigran) 58
Suprarenin 37, 192
β_2-Sympathikomimetika 123
Symptomdiagnosen 19
Synkope 187

T
Tachyarrhythmien 204
Tachykardie 175
Tavor (Lorazepam) 36
Teilnahmeverpflichtung 6
Temgesic (Buprenorphin) 36
Tendinosen 61, 63
Tendopathien („Tennisellenbogen") 140, 173
Tendovaginitis (Sehnenscheidenentzündung) 61, 187

Tetragynon (Stediril) 112
Tetrazepam (Musaril) 62
Tetrazyklin (Doxycyclin) 131, 196
Theophyllin (Euphyllin/ Euphylong) 36, 123, 214, 215
Thoraxschmerzen 59, 60
Thrombophlebitis 188
Thrombose, perianale 84
Thrombus 188
Tilidin 215
TMS 196
Tod (siehe Sterben und Tod) 157–163
Tonsillitis 118, 119
- Peritonsillitis 119
Tracheobronchitis 129, 130
Tramadol (Tramal) 35, 53, 62, 216
Transportschein 26
Traubenzucker (Dextromed) 37
Triggerpunkte 61
Trimenonkolik (Dreimonatskoliken) 102
Trimethoprim 196
Tripper 187
Tutofusin 70

U
Ulcus ventriculi 73
Unfall, kleiner 137–142
- Augenerkrankungen (siehe dort) 137, 138
- Bauchtrauma, stumpfes 140
- Bißwunden 141
- Blasen, traumatische 141
- blutende Verletzungen 141
- Hämatom, subunguales 140
- Leistenschmerzen 140, 141
- Ohrenverletzungen 139
- Schädelverletzungen (siehe dort) 139
- Schürfwunden 141
- Tendopathien („Tennisellenbogen") 140, 173
Urethritis 187
Urtikaria 165

V
Valium (Diazepam) 36, 53, 59, 92, 147, 173, 198

Valoron N 53, 62, 215
Vasodilatator 202
Vastus-lateralis-Injektion nach von Hochstetter 32
Venenverschluß 188
- Phlebothrombose 188
- Thrombophlebitis 188
ventroglutäale Medikamenteninjektion nach von Hochstetter 32
Verätzungen am Auge 138
Verbrennung 186
Vergewaltigung 112
Vergiftung 69, 70, 142, 189, 199
- Blutvergiftung 142
- Giftnotrufzentrale 189
- Intoxikationen, Psychopharmaka 149, 151
- Lebensmittelvergiftung, bakterielle 69, 70
- Spülmittelvergiftungen 199
Versicherung 15
Vertragsarzt 3
Verwirrtheitszustände 113
viszeraler Schmerz 48
Voltaren (Diclofenac) 36, 52, 59, 60, 62, 209
Vomex (Dimenhydrinat) 185
Vorgehen 44

W
Wadenwickel 106, 116
Wärmezentrum 105
Weichteilrheuma 63, 64, 208
- nichtsteroidale Antirheumatika 208
Wespenstich 179
Windeldermatitis 190
Windpocken 103
Wirtschaftlichkeitsgebot 30
Wortwahl des Hilferufes 15, 16
WS-Syndrom 59, 60, 62
- BWS-Syndrom 59
- HWS-Schleudertrauma/ HWS-Syndrom 63, 173
Wundrose (Erysipel) 173
Würmer 183

X
Xylometazolin (Olynth, Otriven) 217

Sachverzeichnis

Z
Zecken 179
Zehennägel, eingewachsene 142
zerebrale Ischämie 167
Ziegenpeter
 (Mumps, Parotitis) 104
Zirkulation 224
Zoster 175

Zuständigkeit 5
Zwangseinweisung
 psychisch Kranker 152, 153
– Geisteskrankheit 152
– praktisches Vorgehen 153
– psychiatrischer Dienst 153
Zyrtec (Cetirizin) 166
Zystitis 110, 174

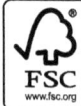

MIX
Papier aus verantwortungsvollen Quellen
Paper from responsible sources
FSC® C105338

If you have any concerns about our products,
you can contact us on
ProductSafety@springernature.com

In case Publisher is established outside the EU,
the EU authorized representative is:
**Springer Nature Customer Service Center GmbH
Europaplatz 3, 69115 Heidelberg, Germany**

Printed by Libri Plureos GmbH
in Hamburg, Germany